Hefte zur Zeitschrift „Der Unfallchirurg"

Herausgegeben von:
L. Schweiberer und H. Tscherne

227

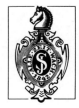

Bernd-Dietmar Partecke

Arteriovenöse Anastomosen am arteriellen Durchstromlappen

Eine experimentelle und klinische Studie

Mit einem Geleitwort von D. Wolter

Mit 101 Abbildungen und 47 Tabellen

Springer-Verlag
Berlin Heidelberg New York
London Paris Tokyo
Hong Kong Barcelona
Budapest

Reihenherausgeber

Professor Dr. Leonhard Schweiberer
Direktor der Chirurgischen Universitätsklinik München-Innenstadt
Nußbaumstraße 20, W-8000 München 2
Bundesrepublik Deutschland

Professor Dr. Harald Tscherne
Medizinische Hochschule, Unfallchirurgische Klinik
Konstanty-Gutschow-Straße 8, W-3000 Hannover 61
Bundesrepublik Deutschland

Autor

Bernd-Dietmar Partecke, Priv.-Doz. Dr. med.
Berufsgenossenschaftliches Unfallkrankenhaus
Bergedorfer Straße 10, W-2050 Hamburg 80
Bundesrepublik Deutschland

ISBN 3-540-56230-3 Springer-Verlag Berlin Heidelberg New York

Die Deutsche Bibliothek – CIP-Einheitsaufnahme
Partecke, Bernd-Dietmar: Arteriovenöse Anastomosen am arteriellen Durchstromlappen: eine experimentelle und klinische Studie; mit 47 Tabellen / Bernd-D. Partecke. Mit einem Geleitw. von D. Wolter. – Berlin; Heidelberg; New York; London; Paris; Tokyo; Hong Kong; Barcelona; Budapest: Springer 1993
(Hefte zur Zeitschrift „Der Unfallchirurg" 227)
ISBN 3-540-56230-3
NE: GT

Dieses Werk ist urheberrechtlich geschützt. Die dadurch begründeten Rechte, insbesondere die der Übersetzung, des Nachdrucks, des Vortrags, der Entnahme von Abbildungen und Tabellen, der Funksendung, der Mikroverfilmung oder der Vervielfältigung auf anderen Wegen und der Speicherung in Datenverarbeitungsanlagen, bleiben, auch bei nur auszugsweiser Verwertung vorbehalten. Eine Vervielfältigung dieses Werkes oder von Teilen dieses Werkes ist auch im Einzelfall nur in den Grenzen der gesetzlichen Bestimmungen des Urheberrechtsgesetzes der Bundesrepublik Deutschland vom 9. September 1965 in der jeweils geltenden Fassung zulässig. Sie ist grundsätzlich vergütungspflichtig. Zuwiderhandlungen unterliegen den Strafbestimmungen des Urheberrechtsgesetzes.

© Springer-Verlag Berlin Heidelberg 1993
Printed in Germany

Die Wiedergabe von Gebrauchsnamen, Handelsnamen, Warenbezeichnungen usw. in diesem Werk berechtigt auch ohne besondere Kennzeichnung nicht zu der Annahme, daß solche Namen im Sinne der Warenzeichen- und Markenschutz-Gesetzgebung als frei zu betrachten wären und daher von jedermann benutzt werden dürften.

Satz: Fa. M. Masson-Scheurer, W-6654 Kirkel

24/3130-5 4 3 2 1 0 – Gedruckt auf säurefreiem Papier

Doris,
Jens und Hendrik

Geleitwort

Diese wissenschaftliche Arbeit ist durch zwei Schwerpunkte charakterisiert,
- die rekonstruktive Handchirurgie und
- die rekonstruktive Mikrochirurgie.

Herr Partecke konnte zeigen, daß der Unterarmlappen als Insellappen oder freier neurovaskulärer Lappen besonders für tiefere Defekte an der Hand geeignet ist und ausgezeichnete Rekonstruktionsmöglichkeiten erlaubt. Hinsichtlich der Problematik der Weichteildeckung bei der Osteitis konnte er weiterhin nachweisen, daß selbst bei schwerstgeschädigten Weichteilen aufgrund des chronischen Entzündungszustandes und bei einem nicht mehr vollständigen Gefäßnetz die freie Lappentransplantation eine entscheidende Maßnahme zur Konsolidierung von Knochendefekten und zur Erhaltung der Extremität darstellt. Darüber hinaus hat er gefunden, daß Antithrombin III bei langdauernden mikrovaskulären Operationen substituiert werden muß, um eine Thrombosierung der Strombahn zu vermeiden.

Von seiner klinischen Arbeit und seinen klinischen Erfahrungen ausgehend, hat er sich in der vorliegenden Arbeit der Frage gewidmet, ob ein frei übertragener Lappen ohne direkten venösen Abfluß bei venöser Thrombosierung einheilen kann. Ausführliche tierexperimentelle Untersuchungen mit Hilfe mikrovaskulärer Techniken und der begleitenden strömungsphysikalischen Beurteilung sowie die klinischen Ergebnisse zeigen, daß der arterielle Durchstromlappen (Unterarmlappen und Saphenuslappen) auch ohne direkten venösen Abfluß heilen kann.

Dieser Einheilungsprozeß wird dadurch ermöglicht, daß zwischen dem arteriellen und dem venösen System des Lappens arteriovenöse Verbindungen bestehen. Bei einer Abflußstörung im venösen System kommt es in den Venen selbst zu einem Druckanstieg, der über dem diastolischen Druckwert der Arterie liegt. Während dieser Phase findet eine Stromumkehr statt, wobei in der Diastole ein Abstrom des Blutes aus dem venösen Schenkel in das arterielle System erfolgt. Während der Systole wird das Blut aus dem Lappen über den distalen Arterienschenkel abtransportiert. Da im zuführenden Arterienschenkel ein reiner arterieller Zufluß vorliegt, enthält die Arterie im abströmenden Schenkel somit ein Gemisch aus arteriellem und venösem Blut.

Das Vorhandensein dieser ateriovenösen Verbindungen ist seit langer Zeit bekannt. Daß sie aber bei einem arteriellen Durchstromlappen das Überleben des Lappens gewährleisten, konnte Herr Partecke in seinen ausführlichen Untersuchungen als erster zeigen. Bisherige Techniken der freien

Lappenübertragung haben aufgrund der venösen Thrombose eine durchschnittliche Einheilungsrate zwischen 88 und 94%. Die von Herrn Partecke angegebene Technik hat dazu beigetragen, daß die Einheilungsrate der freien Durchstromlappen auf über 98% angestiegen ist. Durch die Interposition im Bereich einer Extremitätenarterie können weiterhin schon verschlossene Gefäße wieder eröffnet und so die Durchblutung der Extremität entscheidend verbessert werden.

Die vorliegen Arbeit überzeugt nicht nur durch ihre exakte, sachkundige und ausführliche Darstellung sowie die originelle Fragestellung, sondern auch durch die bedeutenden klinischen Ergebnisse.

D. Wolter, Hamburg

Danksagung

Mein Dank gilt Herrn Prof. Buck-Gramcko und Herrn Prof. Wolter für die großzügige Unterstützung bei der Entstehung dieser Arbeit, Herrn Prof. Lierse für die Hilfe bei der anatomischen Auswertung und Beurteilung, Herrn Prof. Berger für die Hilfe bei der statistischen Auswertung, Herrn Prof. Rumberger für die Unterstützung bei der Auswertung der venösen und arteriellen Druckmeßwerte, Herrn Dr. Dahlke (Firma Ethicon) und seinen Mitarbeitern für die Möglichkeiten, die tierexperimentellen Studien in seinem Institut vorzunehmen, Herrn Krampe und seinen Mitarbeitern (Freies Institut für Krankenhaus-Bautechnik und -Hygiene GmbH) für die Anfertigung der technischen Zeichnungen, sowie den Röntgenassistentinnen und Fotolaborantinnen unseres Hauses für die Anfertigung der Röntgenaufnahmen und die Fotoarbeiten.

B.-D. Partecke

Inhaltsverzeichnis

1	Einleitung	1
2	Geschichtlicher Überblick	2
3	Die Anwendungsmöglichkeiten des Unterarmlappens . . .	9
3.1	Anatomie der Gefäßversorgung des Unterarms	9
3.2	Die Anwendung des Unterarmlappens als Durchstromlappen oder als Endstromlappen	11
3.2.1	Fallbeschreibungen	16
4	Klinische Probleme beim arteriellen Unterarmdurchstromlappen ohne direkten venösen Abfluß	25
5	Tierexperimenteller Teil	28
5.1	Fragestellung	28
5.2	Methodik und Material	29
5.2.1	Versuchstiere	29
5.2.2	Tierhaltung	29
5.2.3	Anästhesie	29
5.2.4	Desinfektion	29
5.2.5	Versuchsanordnung	30
5.2.6	Standardisierte Lappenhebung	30
5.2.7	Blutdruckmessung	31
5.3	Versuchstiere: Kaninchen	32
5.3.1	Gruppe IV (arterieller Saphenusdurchstromlappen ohne direkten venösen Abfluß)	32
5.4	Versuchstiere: Ratten	36
5.4.1	Gruppe I (doppelt gestielter neurovaskulärer Saphenusdurchstromlappen)	36
5.4.2	Gruppe II (proximal gestielter Saphenusendstromlappen) . .	39
5.4.3	Gruppe III (distal gestielter Saphenusendstromlappen)	40
5.4.4	Gruppe IV (arterieller Saphenusdurchstromlappen ohne direkten venösen Abfluß)	42
5.4.5	Gruppe V (arterieller, proximal gestielter Saphenusendstromlappen ohne direkten venösen Abfluß) . .	49

5.4.6	Gruppe VI (arterieller Saphenusdurchstromlappen ohne direkten venösen Abfluß und ohne Verbindung zwischen A. und V. saphena)	52
5.5	Befunde	53
5.6	Anatomische lichtmikroskopische Darstellung der ateriovenösen Anastomosen im Saphenuslappen der Ratte und des Kaninchens	55
5.6.1	Injektionsverfahren mit nachfolgender röntgenologischer und histologischer Untersuchung	55
5.6.2	Licht- und lupenmikroskopische Untersuchungen	56
5.7	Anatomische rasterelektronenmikroskopische Darstellung der arteriovenösen Anastomosen im Saphenuslappen der Ratte und des Kaninchens	58
5.8	Funktionsweise (Physiologie) der arteriovenösen Anastomosen im arteriellen Saphenuslappen	59
5.8.1	Arterielle und venöse Druckmessungen an der Ratte	62
5.8.2	Arterielle und venöse Druckmessungen am Kaninchen	67
6.	**Klinischer Teil**	**70**
6.1	Einleitung	70
6.2	Patientengut	71
6.2.1	Geschlechts- und Altersverteilung	71
6.2.2	Vorbehandlung	72
6.2.3	Voroperationen	74
6.2.4	Beschaffenheit des Weichteilschadens	74
6.2.5	Lokalisation des Weichteilschadens	75
6.3	Präoperative Maßnahmen	76
6.3.1	Angiographieuntersuchungen	77
6.3.2	Phlebographieuntersuchungen	78
6.3.3	Laboruntersuchungen	78
6.3.4	Maßnahmen am Hebungsort	78
6.4	Operationsmaßnahmen	79
6.4.1	Empfängergebiet des Lappens	79
6.4.2	Spendergebiet des Lappens	79
6.4.3	Hebung des Lappens	81
6.4.4	Mikrochirurgischer Gefäßanschluß des Lappens	85
6.4.5	Zusätzliche operative Eingriffe am Empfängergebiet des Lappens	100
6.4.6	Intraoperative Komplikationen am Lappen	101
6.4.7	Versorgung des Lappenhebungsdefektes	101
6.4.8	Operationsdauer	107
6.5	Postoperative Maßnahmen	108
6.5.1	Postoperative Behandlung	108
6.5.2	Postoperative Komplikationen am Lappen	111
6.5.3	Postoperative Komplikationen am Lappenhebungsort	116

6.5.4 Zusätzliche operative Maßnahmen an den tieferen Strukturen
nach Lappenübertragung 118
6.5.5 Stationäre Behandlung nach Lappenübertragung 118
6.6 Nachuntersuchungen und Ergebnisse 120
6.6.1 Bewertung der kosmetischen Ergebnisse 120
6.6.2 Bewertung der Funktion, Kraft und Kälteempfindlichkeit
am Hebungsarm 126
6.6.3 Bewertung der Sensibilitätsrückkehr 127
6.6.4 Durchgängigkeit der wiederhergestellten A. radialis 130
6.6.5 Thermographische Untersuchung 131
6.6.6 Analyse der Lappenverluste 134

7. Diskussion 137

8. Zusammenfassung 154
8.1 Ergebnisse 154

Literatur 157

Sachverzeichnis 171

1 Einleitung

In den letzten 10–15 Jahren haben Hautlappen (kutane Lappen), Muskel-Haut-Lappen (myokutane Lappen) und auch Knochen-Haut-Lappen (osteokutane Lappen) für die Defektdeckung in der plastisch-rekonstruktiven Chirurgie große Bedeutung bekommen. Sie werden entweder bei erhaltener Kontinuität von Arterien und Venen oder auch Nerven als vaskuläre oder neurovaskuläre Insellappen verlagert oder frei transplantiert unter Verwendung mikrovaskulärer Anastomosen. Die einzeitige Durchführung dieses Eingriffes ist eine der bedeutsamen Vorteile und erspart den Patienten mehrere Operationen sowie einen längeren Krankenhausaufenthalt bzw. einen langen Krankenstand (Daniel u. Williams 1973; O'Brien et al. 1977; Partecke u. Buck-Gramcko 1983, 1984a, b; Katsaros et al. 1983; Guignard et al. 1984; Chang u. Wang 1984a, b; Schmidt u. Partecke 1984; Webster u. Soutar 1986).

Die freie Übertragung von komplexen Gewebeanteilen hat sich zum vorrangigsten klinischen Anwendungsgebiet der mikrovaskulären Chirurgie entwickelt und im Bereich der Unfallchirurgie dazu geführt, daß besondere Problemfälle jetzt nicht mehr ablativ, sondern vielmehr rekonstruktiv gelöst werden können.

Bisher war davon ausgegangen worden, daß ein frei verpflanzter Gewebebezirk nur überleben kann, wenn sowohl das arterielle als auch das venöse Gefäßsystem an die Blutversorgung wieder angeschlossen wird. Klinische Beobachtungen bei frei übertragenen Lappen ließen aber den Schluß zu, daß frei verpflanzte Gewebebezirke auch ohne direkten venösen Abfluß einheilen können, sofern sie als arterielle Durchstromlappen übertragen werden. Dies trifft insbesondere für den von Yang et al. (1981) beschriebenen Unterarmlappen zu.

Experimentelle Untersuchungen am Saphenuslappen von Ratten und von Kaninchen sowie die Auswertung der bisher am Berufsgenossenschaftlichen Unfallkrankenhaus Hamburg in der Zeit von Juli 1982 bis Dezember 1988 frei übertragenen 141 Unterarmlappen sollen diese Beobachtungen bestätigen und die Funktionsweise aufklären.

2 Geschichtlicher Überblick

Den Grundstein für die Mikrochirurgie der peripheren Nerven und Gefäße legten Jacobson u. Suarez in ihrer 1960 veröffentlichten Arbeit. Sie konnten unter Verwendung des Operationsmikroskopes und feinster gewebeschonender Instrumente sowie dünner Nahtmaterialien eine fast 100%ige Durchgängigkeit der Gefäßanastomosen mit einem Durchmesser von 1,4 mm aufweisen.

Bis dahin wurde die geübte fortlaufende Gefäßnaht nur mit bloßem Auge vorgenommen. Konnten bei großlumigen Gefäßen damit noch gute Ergebnisse erzielt werden, traten bei Gefäßen mit einem Außendurchmesser von weniger als 3 mm häufig thrombotische Gefäßverschlüsse auf (Shumacker u. Lowenberg 1948; Phelan et al. 1958; Urschel u. Roth 1961). Für diese Gefäßverschlüsse waren zum einen operationstechnische Fehler, die aufgrund des begrenzten Auflösungsvermögens des menschlichen Auges entstanden, zum anderen jedoch die durch die Nahttechnik bedingte Stenosierung verantwortlich. Erst als die herkömmliche fortlaufende Naht durch die weniger stenosierende Einzelknopfnahttechnik ersetzt wurde, war ein neuer Anfang getan (Cobbett 1967a, b).

In experimentellen Studien konnten Buncke u. Schulz (1966) über erfolgreich durchgeführte Replantationen von Kaninchenohrmuscheln berichten. Auch gelang Buncke et al. (1966) das Wiederannähen abgetrennter Finger von Rhesusaffen. Diese mit Erfolg vorgenommenen experimentellen Studien hatten selbstverständlich Einfluß auf die klinische Anwendung. Die Größe der in einem hohen Prozentsatz erfolgreich zu anastomosierenden Gefäßdurchmesser von 1 mm und darunter war nur eine Frage der Zeit, wobei es heute nicht mehr utopisch ist, Gefäße mit einem Durchmesser von 0,3–0,4 mm in ihrer Kontinuität durch Nähte unter dem Mikroskop wiederherzustellen.

Tamai gelang 1967 die Replantation eines total abgetrennten Daumens (Komatsu u. Tamai 1968), was die Ära der Mikroreplantationen einleitete. Cobbett berichtete 1969 über die freie Verpflanzung einer Großzehe zum Daumenersatz und führte somit die schon 1889 vorgenommene gestielte Großzehenübertragung von Nicoladoni zu einer vielversprechenden Rekonstruktionsmaßnahme nach traumatischen oder angeborenen Fingerverlusten.

Die posttraumatische Rekonstruktion durch freie Gewebeübertragung mit mikrovaskulären Anastomosen hat gerade im Bereich der Unfall- und Wiederherstellungschirurgie ein breites Anwendungsgebiet gefunden. Bei Weichteildefekten an der oberen und unteren Extremität mußten bei freiliegenden tieferen Strukturen wie Knochen, Gelenken, Sehnen und Nerven bisher entweder Verschiebelappen oder Nahbzw. Fernlappenplastiken genommen werden. Für die lokalen Verschiebelappen – wie Dehnungslappen, Rotationslappen oder Transpositionslappen – muß aber in der Defektumgebung genügend verschiebliches, unvernarbtes Gewebe vorhanden sein, um den Weichteildefekt problemlos verschließen zu können. Ihre Anwendungsmöglichkeiten sind zum einen durch das vernarbte Umfeld, zum anderen aber durch die Defektgröße selbst begrenzt. Bei den Nah- und Fernlappen – wie Cross-Finger-, Cross-Arm-, Bauchhaut- oder Leistenlappen – ist nach Umschneidung, Hebung und Einnähung in den Defekt eine Zeitspanne von mindestens 3–4 Wochen notwendig, in welcher der Lappenstiel belassen werden muß, weil über ihn die Blutversorgung des Lappens erfolgt. Erst wenn genügend Gefäßeinsprossungen vom Wundgrund und von den Seiten vorhanden sind, kann ohne Gefahr einer Nekrose des Lappens der Stiel abgetrennt und der Lappen vollständig eingenäht werden (Smith 1973; McGregor u. Morgan 1973; Smith et al. 1972).

Der von Filatow (1917, 1922a, b), Ganzer (1917) und Gillies (1920) beschriebene Rundstiellappen bedurfte mehrerer Stationen, um Defekte an den unteren Extremitäten decken zu können. Mehrere operative Eingriffe sowie langdauernde Zwangsfixationsstellungen der Patienten waren notwendig. Nachteilig war außerdem die schlechte Durchblutung der Hautlappenspitzen, insbesondere unter Infektbedingungen.

Weiterhin wurden die Lappen nach Art ihrer Blutversorgung in 2 Gruppen unterteilt. Zur einen gehörten Lappen mit einem zufälligen Gefäßmuster („random pattern flap"), bei denen bei der Planung und Lappenhebung das Längen-Breiten-Verhältnis von 2:1 nicht überschritten werden durfte, da sonst eine Nekrose im Bereich der Lappenspitze auftrat (Milton 1970). Die zweite Gruppe umfaßte Lappen, die in ihrer Längsachse ein zentral verlaufendes Gefäßsystem aufwiesen, die sog. Arterienlappen („axial pattern flap"). Zu ihnen gehört der von McGregor u. Jackson (1972) beschriebene Leistenlappen, welcher von der A. circumflexa ilium superficialis versorgt wird.

Für die freie Verpflanzung geeignete Gewebebezirke müssen von einem definitiven Gefäßsystem versorgt werden, so daß durch die Anastomosierung von wenigstens einer Arterie und einer Vene das verpflanzte Areal wieder voll an die Blutversorgung angeschlossen ist.

Goldwyn et al. (1963) waren die Vorbereiter für die freie Lappentransplantation. In entsprechenden Studien verpflanzten sie 5 Lappen am Hund, die aber nur wenige Tage überlebten. Strauch u. Murray (1967) transplantierten Leistenlappen an der Ratte, Fujino et al. (1975) Brustdrüsenlappen am Hund, Daniel u. Williams (1973) Leistenlappen an der Ratte, und O'Brien u. Shanmugan (1973) konnten mit der freien Übertragung von 27 Leistenlappen beim Kaninchen eine 100%ige Erfolgsquote erzielen.

Durch die experimentellen Studien und erfolgreichen klinischen Anwendungen der Mikrochirurgie bei Replantationen und freien Zehentransplantationen ermutigt, erfolgten die ersten freien Lappenübertragungen mit mikrovaskulären Anastomosen Anfang der 70er Jahre.

So konnten McLean u. Buncke (1972) das große Netz frei übertragen, um einen freiliegenden Knochen zu bedecken. Nach Einheilung des freien Netztransplantates erfolgte die Abdeckung mit einem Spalthauttransplantat. Harii u. Ohmori (1973), Ikuta (1975) sowie Le Quang et al. (1976) haben die freie Omentumtransplantation zum Skalp aus gleicher Indikation mehrfach mit Erfolg wiederholt.

Daniel u. Taylor gelang es 1973, einen freien Leistenlappen zur Weichteilbedeckung auf den Unterschenkel zu transplantieren. Im gleichen Jahr führten O'Brien et al. (1973) eine freie Leistenlappentransplantation zur Deckung eines Fußrückendefektes durch. Die Entwicklung ging nun rasch voran, insbesondere bei der Suche nach neuen Lappenspendergebieten. In wenigen Jahren folgten zahlreiche Fallbeschreibungen und weitere Vorschläge für die Gewinnung von gefäßgestielten Lappen zur freien Transplantation. Über 20 Lappenarten und Lappenspenderareale sind mittlerweile bekannt, von denen sich aber nur wenige in der plastisch-rekonstruktiven Chirurgie durchgesetzt haben und überwiegend Anwendung finden.

Der zunächst am meisten verwendete Leistenlappen wurde von Kaplan et al. (1973) zur Wiederherstellung der Wangenschleimhaut benutzt. Andere verwendeten den Leistenlappen vorwiegend zur Deckung von traumatischen Weichteildefekten an der unteren Extremität (Harii et al. 1974a, b; Rigg 1975; Harii u. Ohmori 1975; Karkowski u. Buncke 1975; Serafin et al. 1976; Baudet et al. 1976a, b). Harii u. Ohmori (1975) gelang sogar die freie Leistenlappenübertragung mit mikrovaskulären Anastomosen zur Extremitätendefektdeckung bei Kindern.

Der von Bakamijan (1965) beschriebene Deltopektorallappen wurde von Harii et al. (1974a, b) als freier Lappen mikrochirurgisch übertragen. Die ernährenden Gefäße dieses Lappens sind die Rr. perforantes der A. mammaria interna. Weitere Mitteilungen über erfolgreiche Lappentransplantationen besonders bei Defekten im Kopf-Hals-Bereich wegen der günstigen Lappendicke infolge geringer ausgeprägten subkutanen Fettgewebes stammen von Fujino et al. (1975), Fujino u. Saito (1975) sowie von Daniel et al. (1975a, b).

Den Axillarlappen, welcher an der A. thoracodorsalis gestielt ist, beschrieben Baudet et al. (1976a, b). Neben der hervorragenden Gefäßgröße von bis zu 3 mm erwies sich der an günstiger und unauffälliger Stelle liegende sowie mühelos primär zu verschließende Hebungsdefekt als sehr vorteilhaft.

Der von O'Brien u. Shanmugan (1973) beschriebene Dorsalis-pedis-Lappen wurde 1975 von McCraw u. Furlow frei transplantiert. Da der Lappen an der A. dorsalis pedis gestielt ist, kann er nur bei intakter A. tibialis posterior sowie vorhandenem Hohlfußbogen verwendet werden. Gefäßerkrankungen sind außerdem eine Gegenanzeige, weil Durchblutungsstörungen des Fußes nicht ausgeschlossen werden können. Weitere Anwendungsmöglichkeiten, aber auch funktionelle Probleme des mit einem Spalthauttransplantat gedeckten Hebungsdefektes sind beschrieben worden (Ohmori u. Harii 1976; Robinson 1976; Franklin et al. 1979; Caffee u. Hoefflin 1979; Man u. Acland 1980; Takai et al. 1983; Zuker u. Manktelow 1986).

Besondere Bedeutung erlangte der Dorsalis-pedis-Lappen, weil er durch Mitnahme der Nn. peronaeus superficialis und profundus auch nerval angeschlossen werden konnte und somit eine Resensibilisierung erreichte (Daniel et al. 1975a, b, 1976; Gilbert et al. 1975; May et al. 1977; Morrison et al. 1978a, b; Tamai et al. 1983; Minami et al. 1984).

Weiterhin sind folgende Lappen zu nennen: der laterale Oberarmlappen (Matloub et al. 1983; Schusterman et al. 1983; Katsaros et al. 1984), der Skapulalappen (Dos Santos 1980; Hamilton u. Morrison 1982; Gilbert u. Teot 1982; Barwick et al. 1982; Urbaniak et al. 1982; Mayou et al. 1982; Schwartz et al. 1986; Frick et al. 1987), der Paraskapulalappen, der eine Variante des Skapulalappens darstellt (Nassif et al. 1982), der Deltoideuslappen (Jaeger et al. 1983), der Oberschenkellappen (Song et al. 1984), der Zwischenzehenlappen (Strauch u. Tsur 1978), der Ulnaris-Unterarm-Lappen (Lovie et al. 1984) sowie der Radialis-Unterarm-Lappen (Yang et al. 1981).

Neben den reinen kutanen Lappen fand die Verwendung der myokutanen Lappen zusehends Anwendung, insbesondere zur Deckung großer Weichteildefekte. Boswick et al. (1979) berichteten über 60 frei übertragene Latissimus-dorsi-Lappen, der 1976 von Olivari als Insellappen zur Deckung von Defekten an der Thoraxwand beschrieben worden ist. Weitere Mitteilungen über erfolgreich durchgeführte Übertragungen stammen von Gordon et al. (1978), Maxwell et al. (1978), May et al. (1981) sowie von Bailey u. Godfrey (1982).

Andere myokutane Lappen sind der Tensor-fascia-latae-Lappen (Armenta u. Fisher 1981) sowie der Pectoralis-major-Lappen (Brown et al. 1977; Ariyan 1979).

Harii et al. (1976) übertrugen den M. gracilis neurovaskulär zur Behandlung einer Fazialisparese. Ikuta et al. (1976) verwendeten einen M. pectoralis major, der neurovaskulär zur Korrektur einer Volkmann-Kontraktur mit Erfolg frei übertragen werden konnte. Manktelow u. McKnee (1978) berichteten über ähnlich gute Ergebnisse bei der freien neurovaskulären Muskeltransplantation.

Mikrovaskulär übertragene Knochensegmente mit und ohne Weichteilmantel ermöglichten die gleichzeitige Wiederherstellung von Knochenweichteildefekten an den Extremitäten (Taylor et al. 1975; Taylor 1977). Insbesondere fand diese Methode Anwendung bei der Behandlung von ausgedehnten Knochenweichteildefekten nach Unfällen (Weiland u. Daniel 1979; Walker et al. 1980; Meyer 1983a, b), nach Infektionen (Wood u. Cooney 1984; Schmidt u. Partecke 1984), nach Tumorresektionen (Watari et al. 1978; Weiland et al. 1979; Berger et al. 1980, 1982; Büchler 1980; Pho 1981; Berger u. Wannske 1987) und bei angeborenen Defektpseudarthrosen (Allieu et al. 1981b).

Frei übertragene Knochensegmenttransplantate mit mikrovaskulären Anastomosen heilen nach den Regeln der Frakturheilung ein und nicht durch die sog. schleichende Substitution (Enneking et al. 1980), wie es bei nicht durchbluteten Knochentransplantaten der Fall ist. Als Spendergebiete der Knochentransplantate kommen Rippen (Serafin et al. 1977a, b; Buncke et al. 1977), vorderer Beckenkamm (Allieu et al. 1981a), Radius (Partecke u. Buck-Gramcko 1983; Biemer u. Stock 1983; Schmidt u. Partecke 1984; Foucher et al. 1984; Cormack et al. 1986) und Fibula (Östrup u. Frederickson 1974; Doi et al. 1977; Millesi u. Piza-Katzer 1978; Pho 1979; Weiland 1981; Donski et al. 1982; Partecke u. Schmidt 1987) in Frage, die allesamt allein oder mit einem Hautweichteilmantel als osteokutane Lappen übertragen werden können.

Daniel u. Williams (1973) konnten anhand von experimentellen Studien die Gefäßversorgung der Haut aufzeigen. Sie unterschieden in muskulokutane und kutane Arterien, die für die Hautversorgung verantwortlich sind. Die Beteiligung muskulokutaner Arterien an der Versorgung der Haut war schon lange bekannt (Manchot 1889). Ihre Bedeutung für die Chirurgie wurde aber erst in den letzten Jahren erkannt (Daniel 1975; McCraw 1975; Ricbourg u. Lanan 1978).

Der muskulokutane Arterientyp versorgt einen speziellen Muskel und durch die Perforansgefäße ein über dem Muskel liegendes Hautareal. Dabei kann der Muskel allein oder mit der darüber von den Perforansgefäßen versorgten Haut frei übertragen werden.

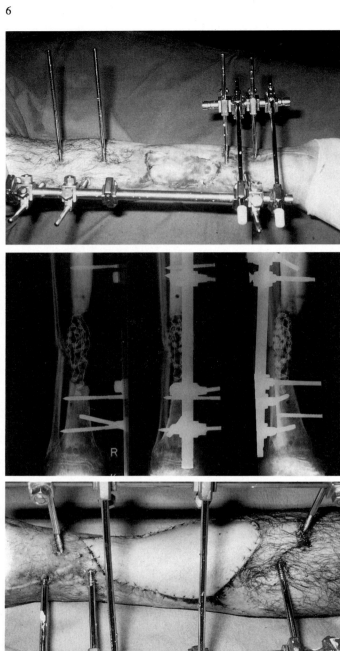

Abb. 1 a–c

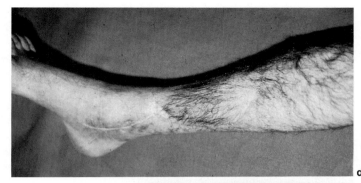
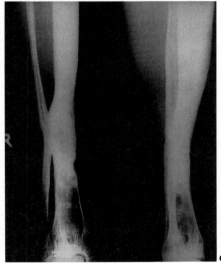

Abb. 1 a–e. Patient R. E. **a** 29 Jahre: Infizierter Knochenweichteildefekt rechter distaler Unterschenkel. Zustand nach Sequestrektomie und Débridement, Weichteildefekt temporär mit einer Kunsthaut verschlossen. **b** 29 Jahre: Knochendefektstrecke rechte distale Tibia nach Sequestrektomie und PMMA-Kettenimplantation sowie Stabilisierung mit einem Fixateur externe. **c** 29 Jahre: Deckung des großen Weichteildefektes rechter distaler Unterschenkel mit einem freien Unterarmdurchstromlappen. Zusätzlich erste Spongiosaplastik zum Knochenwiederaufbau bei liegendem Fixateur externe, Lappen zeigt gute Durchblutung und bläßliche Farbe wie am Hebungsort. **d** 34 Jahre: Vollständig eingeheilter Unterarmlappen. 5 Jahre nach Lappentransplantation. **e** 34 Jahre: Durch insgesamt 3 Spongiosaplastiken aufgebaute und belastbare Tibia. 5 Jahre nach Lappentransplantation und erster Spongiosaplastik. Ausgeheilte Osteitis

Beim kutanen Arterientyp verläuft aber die Arterie zwischen Muskel und Hautschicht meist im Bereich der Fascia superficialis im subkutanen Gewebe und gibt sowohl zur Faszie und Haut als auch zum Muskel zahlreiche Gefäßäste ab. Die Möglichkeiten der freien Übertragung einzelner Strukturen sind bei diesem Arterientyp zahlreicher. Entweder können der Muskel und auch die Faszie mit der darüberliegenden Haut oder aber Muskel, Faszie und Haut zusammen frei übertragen werden. Der kutane Arterientyp besitzt immer 2 Begleitvenen, während der muskulokutane nur von einer Vene begleitet wird.

Des weiteren muß hinsichtlich der Gefäßversorgung eines Lappenspenderbezirkes zwischen einem Endstromgebiet und einem Durchstromgebiet unterschieden werden (Partecke 1983; Partecke u. Buck-Gramcko 1984a, b; Partecke u. Schmidt 1987). Bei einem Endstromgebiet verzweigt sich das versorgende Gefäßsystem des Lappens baumartig, während beim Durchstromgebiet von einer großen Stammarterie, die den Lappen durchzieht, kleine Gefäße zur Haut abgehen und diese versorgen. Endstromlappen sind v.a. die myokutanen Lappen wie der Latissimus-dorsi-Lappen (Olivari 1976) bzw. der Pectoralis-major-Lappen (Brown et al. 1977; Ariyan 1979). Aber auch bei den reinen kutanen Lappen finden sich Endstromlappen, wie z.B. der Leistenlappen (McGregor u. Jackson 1972; Ohmori u. Harii 1975) oder der Deltoideuslappen (Jaeger et al. 1983). Typische Durchstromlappen sind der Saphenuslappen (Acland et al. 1981), der laterale Oberarmlappen (Matloub et al. 1983; Schusterman et al. 1983; Katsaros et al. 1984), der Ulnaris-Unterarm-Lappen (Lovie et al. 1984) und der Radialis-Unterarm-Lappen (Yang et al. 1981), welcher in der plastisch-rekonstruktiven Chirurgie immer mehr an Bedeutung gewinnt (Abb. 1).

War die Mikrochirurgie der freien Gewebeübertragung bisher, außer der Replantationschirurgie, die Domäne der sekundären plastisch-rekonstruktiven Wiederherstellung, so konnten gerade in den letzten Jahren mit der sofortigen primären mikrochirurgischen freien Lappenübertragung erstaunliche Erfolge erzielt werden (Godina 1985, 1986).

Die „emergency free flaps" bei großen Weichteildefekten an den Extremitäten, besonders der oberen Extremität, bedürfen nur eines, wenn auch manchmal längeren operativen Eingriffs. Weitere Operationen sind, außer bei Gefäßrevisionen bei aufgetretenen Thrombosen, in den seltensten Fällen notwendig. Eine noch kürzere Behandlungszeit mit besseren kosmetischen und funktionellen Ergebnissen resultiert daraus durch eine schnellere und frühzeitige Übungsbehandlung (Lister u. Scheker 1988; Katsaros et al. 1989).

Als „emergency free flap" sollte aber ein Lappen genommen werden, der einfach und schnell zu heben ist, um die Operationszeit bei der Primärversorgung nicht wesentlich zu verlängern. Neben einer guten Hautqualität muß der Lappen außerdem eine multifunktionelle Anwendungsmöglichkeit haben sowie über ein konstantes Gefäßsystem verfügen, welches ein aufwendiges präoperatives Diagnostikverfahren, wie etwa die Angiographie, entbehrlich macht.

Als „emergency flap" hat sich der Unterarmlappen insbesondere bei schweren Handverletzungen als Insellappen oder als freier Lappen vielfach bewährt und somit große Bedeutung erlangt.

3 Die Anwendungsmöglichkeiten des Unterarmlappens

Die Anwendungsmöglichkeiten des von chinesischen Chirurgen (Yang et al. 1981) beschriebenen Unterarmlappens in der plastisch-rekonstruktiven Chirurgie sind vielfältig. So kann er zum einen als kutaner Lappen (Stock et al. 1981, 1983; Mühlbauer et al. 1982; Stock u. Biemer 1984; Groenevelt u. Schoorl 1985) zur Weichteilbedeckung genommen oder als reiner Faszienlappen (Chang 1982; Soutar u. Tanner 1984; Partecke et al. 1986; Tiedemann u. Partecke 1987; Reyes u. Burkhalter 1988) übertragen werden. Der Faszienlappen muß dann mit einem Hauttransplantat bedeckt werden, während der Hebungsdefekt am Unterarm wieder direkt verschlossen werden kann. Somit wird eine strichförmige Narbe an der Unterarmbeugeseite erreicht.

Zum anderen ist die gleichzeitige Wiederherstellung von Knochen- bzw. Sehnendefekten möglich. Dabei wird entweder mit dem Unterarmlappen ein vaskularisiertes Radiusknochensegment (Biemer u. Stock 1983; Partecke u. Buck-Gramcko 1983; Foucher et al. 1984; Schmidt u. Partecke 1984; Cormack et al. 1986) oder der Palmaris longus, ein Teil des Flexor carpi radialis bzw. des Brachioradialis (Reid u. Moss 1983; Foucher et al. 1984; Hentz et al. 1987) en bloc übertragen.

Durch Mitnahme der Nn. cutaneus antebrachii medialis und lateralis sowie des R. superficialis des N. radialis können gleichzeitig Nervendefekte durch ein vaskularisiertes Nerventransplantat überbrückt werden (Foucher et al. 1984; Dielert u. Stock 1987; Hovius et al. 1988).

Neben der Weichteilrekonstruktion an den Extremitäten findet der Unterarmlappen auch Anwendung nach Tumorresektionen oder Mißbildungen im tiefen Mund- und Rachenbereich, um Wangen- sowie Schleimhautdefekte oder auch Knochendefekte zu verschließen (Soutar et al. 1983; Harii et al. 1985; Boorman u. Green 1986; Evans u. Lampe 1987; MacLeod et al. 1987).

Harrison (1986) berichtete über die Verwendung des Unterarmlappens bei der Rekonstruktion der Urethra bei Hypospadie. Chang u. Hwang (1984a, b), Kao et al. (1984) sowie Matti et al. (1988) verwendeten den Unterarmlappen zur Penisrekonstruktion.

3.1 Anatomie der Gefäßversorgung des Unterarms

Die Versorgung des Unterarmes und der Hand erfolgt über 5 Gefäß-Nerven-Straßen. Während die A. radialis mit dem R. superficialis nervi radialis weitgehend oberflächlich verläuft und die Fortsetzung der A. brachialis darstellt, liegt die A. ulnaris mit dem N. ulnaris tiefer zwischen der oberflächlichen und tiefen Beugemuskulatur. Von der A. ulnaris gehen 3 weitere Gefäßstraßen ab, von denen nur eine auf der Streckseite, die beiden anderen aber ebenfalls auf der Beugeseite des Unterarmes verlaufen.

Besonders diese 3 Arterien (A. mediana, Aa. interossea anterior et posterior) weisen große Variationen auf. Jede der Arterien kann stärker ausgebildet sein als gewöhnlich und übernimmt damit dann nur einen Teil der Versorgung der benachbarten schwächer ausgebildeten. Alle diese zahlreichen Variationen und Sonderformen erklären sich entwicklungsgeschichtlich. Die Unterarmarterien entstehen aus Netzen, die sich den Nervenstämmen beim Aussprießen anschließen. Entweder werden ihre Maschen zu den endgültigen Arterienstämmen ausgebildet oder aber es findet eine Rückbildung statt. Daher sind Variationen häufig vorhanden und in nicht seltenen Fällen leicht abnorme Verläufe der Arterien möglich (von Lanz u. Wachsmuth 1959).

Die Aa. radialis et ulnaris weisen ebenfalls Normabweichungen auf, wenn auch in viel geringerem Ausmaß. Eine vielfältigere Abweichung findet sich im Bereich der Hohlhand. Hier bilden die Aa. radialis et ulnaris den oberflächlichen und tiefen Hohlhandbogen und sind somit miteinander verbunden. Eine Vielzahl von Sonderformen in der Ausbildung des oberflächlichen und tiefen Hohlhandbogens und dem Ursprung der Fingerarterien ist bekannt (Lippert 1984). Aber auch eine vollständige Trennung der Aa. radialis et ulnaris kommt vor. Bei dieser speziellen Variationsform versorgt die A. radialis die radiale Hand- und Fingerhälfte, während die A. ulnaris den ulnaren Anteil ernährt.

Coleman u. Anson (1961) fanden bei 650 Patienten in 21,5% einen inkompletten oberflächlichen Hohlhandbogen, bei dem nur in 3,2% keine Verbindung zwischen A. radialis und A. ulnaris vorlag. Nur 3% hatten einen inkompletten tiefen Hohlhandbogen angelegt.

Nur im proximalen Unterarmbereich liegen die A. radialis und ihre Begleitvenen in der Tiefe, bedeckt vom Muskelbauch des Brachioradialis. Über ein feines Septum gibt die Arterie Äste an die Fascia antebrachii ab, von der die darüberliegende Haut ihre Gefäße und somit ihre Versorgung erhält. Im mittleren und distalen Unterarmbereich liegt die Speichenarterie sehr oberflächlich, nur von der Faszie und der Haut be-

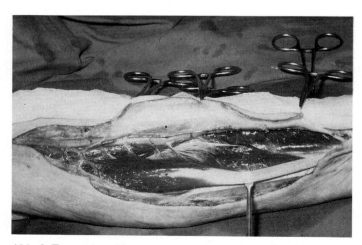

Abb. 2. Tangentialer Verlauf der A. radialis und ihrer Begleitvenen durch den Unterarmlappen. Abgehende Gefäßäste zur Muskulatur, Sehne des M. flexor carpi radialis mit dem Haken beiseite gehalten

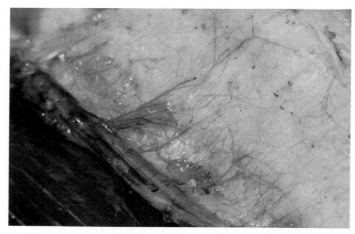

Abb. 3. In der Faszie netzartig verzweigte Gefäße. Davon gehen zahlreiche Äste zur Haut hin ab

deckt. Auf der Ellenseite der Gefäßstraße liegt die Sehne des M. flexor carpi radialis. Die Speichenseite begrenzt die Sehne des M. brachioradialis. Die A. radialis gibt im Unterarmbereich zahlreiche Äste ab, welche die benachbarten Muskeln, die Fascia antebrachii, die oberflächlichen Äste des N. radialis und auch das Periost des Radius versorgen (Abb. 2). In der Faszie verlaufen die Gefäße netzartig (Abb. 3) und geben zahlreiche kleinere Äste zur Haut hin ab (McCormack et al. 1953; Lamberty u. Cormack 1982; Timmons 1985, 1986; Kaiser 1986).

2 Hauptvenen, die durch viele kleinere Venen strickleiterartig miteinander verbunden sind, begleiten die A. radialis. Neben diesen strickleiterartigen Verbindungen der beiden Begleitvenen ist auch eine Aufteilung der großen Begleitvenen in mehrere kleine Begleitvenen möglich und vorhanden, die sich aber nach kurzer Strecke, etwa nach 1 oder 2 cm, wieder zu einer großen Begleitvene zusammenschließen. Der R. superficialis nervi radialis verläuft im proximalen Unterarmdrittel in enger Beziehung zu den Gefäßen, bis er sich etwa in Höhe des mittleren Drittels des Unterarmes nach radial und streckseitig verlagert.

Das Hauptversorgungsgebiet der A. radialis umfaßt die gesamte Beugeseite des Unterarmes sowie den speichenseitigen und ellenwärtigen Anteil der Streckseite, wie Füllversuche mit Methylenblau aufwiesen (Timmons 1986). Nur etwa auf einem 3 cm breiten Streifen ulnar wird die Unterarmhaut über feine Gefäßäste, die von der Unterarmfaszie einstrahlen, hauptsächlich von der A. ulnaris ernährt.

3.2 Die Anwendung des Unterarmlappens als Durchstromlappen oder als Endstromlappen

Für die rekonstruktive Handchirurgie erhält der Unterarmlappen besondere Bedeutung dadurch, daß er als lokaler Insellappen verwendet werden kann. Als distal gestielter Lappen läßt er sich um seinen Drehpunkt am Handgelenk auf den gesamten Handrücken, in die Hohlhand und in die 1. Zwischenfingerfalte schwenken. Dabei kommt es sowohl in der A. radialis als auch in ihren Begleitvenen zu einer Stromumkehr (Lin et al. 1984; Piza-Katzer u. Weinstabl 1987; Torii et al. 1987; Satoh et al. 1988), die den Lappen auch ohne zusätzliche mikrochirurgische Gefäßanastomosen überleben läßt; somit kann er auch in Kliniken angewendet werden, in denen die Möglichkeit einer mikrochirurgischen Versorgung nicht vorhanden ist.

Timmons (1984) fand heraus, daß für die Stromumkehr in den Venen trotz vorhandener Venenklappen 3 Bedingungen verantwortlich sind:

1. eine Denervation, z.B. durch Lokalanästhetika oder durch die Lappenhebung,
2. ein Blutvolumen proximal und distal der Venenklappen,
3. ein höherer venöser Druck proximal der Venenklappen als distal davon.

Für das Überleben eines Lappens muß diese Stromumkehr über die Venenklappen aber sofort nach der Lappenhebung erfolgen (Smith 1978).

Die Voraussetzung für das Gelingen des distal gestielten Unterarminsellappens sind ein intakter Hohlhandbogen sowie eine ausreichend gut ausgebildete A. ulnaris, über die dann die gesamte Hand einschließlich des distal gestielten Lappens die Ernährung erhält. Der Nachweis des intakten Hohlhandbogens und einer gut ausgebildeten A. ulnaris gelingt mit dem Allen-Test (Allen 1929; Kamiensky u. Barnes 1976), mit der Doppler-Methode (Little et al. 1973; Steffens et al. 1987) sowie mit Hilfe der Angiographie. Die angiographischen Untersuchungen sind jedoch häufig aufwendig, für den Patienten belastend und nicht ganz ohne Risiko. Yaremchuk et al. (1981) sahen einen Lappenverlust nach einer vorausgegangenen Angiographie. Nicht selten sind auch wegen vorhandener Gefäßspasmen falsch-negative Ergebnisse erzielt worden.

Der Unterarminsellappen kann ebenfalls proximal gestielt für Defekte in der Ellenbogengelenkregion oder auch doppelt gestielt mit erhaltener Kontinuität der A. radialis und ihrer Begleitvenen für Defekte an der Unterarmstreckseite verwendet werden (Partecke 1988).

Der funktionelle Verlust am Hebungsort ist dabei denkbar gering. Als einziger Nachteil muß der mit einem Hauttransplantat zu verschließende Hebungsdefekt am Unterarm angesehen werden. Insbesondere bei jungen Patientinnen wiegt dieser aus kosmetischer Sicht bestehende negative Effekt des Hebungsdefektes des Unterarmlappens schwer. Er kann jedoch durch die Anwendung eines Hautexpanders verringert werden (Argenta 1984; Herndl und Mühlbauer 1986). Entweder wird vor einer geplanten Unterarmlappenübertragung die Haut mit einem Expander vorgedehnt und somit genügend Weichteile zum direkten Verschluß des Hebungsdefektes gewonnen, oder aber der Hebungsdefekt wird zunächst mit einem Hauttransplantat verschlossen und später bei störender Narbenbildung die Anwendung des Hautexpanders vorgenommen (Hallock 1988).

Die Vorteile des Unterarmlappens überwiegen aber bei weitem. Neben einer vielfältigen Verwendungsmöglichkeit als Insellappen oder frei übertragener Lappen weist er konstante Gefäßverhältnisse auf. Die Gefäße haben weiterhin einen Durchmesser, der nicht unbedingt einen mikrochirurgischen Anschluß unter dem Mikroskop notwendig macht. Eine optische Vergrößerungsmaßnahme in Form einer Lupenbrille reicht häufig schon aus. Der Unterarmlappen ist einfach und schnell zu heben. Außerdem hat er eine günstige Dicke, eine gute Hautqualität und kann zusätzlich noch sensibel über die Nn. cutanei antebrachii medialis et lateralis angeschlossen werden. Dies hat einen besonders hohen Stellenwert für die Greiffläche der Hand ebenso wie für die Belastungszonen der unteren Extremität wie Fußsohle und Fersenregion.

Der tangentiale Verlauf der A. radialis durch den Unterarmlappen, von der nahezu die gesamte Unterarmhaut durch feine Äste über die Faszie ernährt wird (Emerson et al. 1985), gestattet auch die gleichzeitige Wiederherstellung schon thrombosierter und verschlossener Stammarterien am Deckungsort. Dabei wird die Lappenarterie interponiert, d.h. sowohl proximal als auch distal am Defektbereich anastomosiert. Somit können neben der Weichteildefektbehebung auch die Stammarterien wiederhergestellt und die Durchblutung einer verletzten Extremität verbessert werden, was sicherlich für die Ausheilung einer langbestehenden Osteitis eine große Bedeutung darstellt. Werden neben der Lappenarterie ebenfalls die Begleitvenen interponiert, gelingt neben der Verbesserung der Blutzufuhr in die Extremität gleichfalls ein verbesserter Abfluß (Abb. 4). Die so als arterielle oder arteriovenöse Bypasslappen übertragenen Unterarmlappen erhalten auch wieder die gleichen Strömungsverhältnisse wie am Hebungsort selbst (Partecke u. Buck-Gramcko 1984a, b).

Erfolgt der Gefäßanschluß entweder nur am proximalen oder nur am distalen Defektende, wird aus dem ehemaligen Durchstromgebiet im Lappen ein Endstromgebiet. Die anfängliche Blutzufuhr in den Lappen ist dann größer als am Entnahmeort des Lappens am Unterarm, ersichtlich auch klinisch daran, daß der Endstromlappen erheblich dicker und praller ist sowie eine vermehrte rötlich-livide Farbe erhält. Für die Durchblutung benötigt jedoch der frei übertragene Unterarmlappen nicht das bei einer End-zu-End- oder End-zu-Seit-Anastomose vorhandene Blutangebot. Erst recht nicht, wenn später genügend Gefäßeinsprossungen vom Wundgrund und von den Rändern her erfolgt sind. Über Gefäßregulationsmechanismen wird das Blutangebot durch die anastomosierte Arterie gedrosselt. Es kommt dabei zu einem verminderten Gefäßinnendruck und als Folge davon zum Kollabieren der Arterie. Weiterhin entsteht vor dem unterbundenen Bereich der blind endenden Lappenarterie und -vene eine stehende Blutsäule, weil das zunächst sehr große Blutangebot durch die feinen, zur Faszie und Haut ziehenden Gefäße nicht rechtzeitig abtransportiert werden kann. Diese Blutsäule thrombosiert, was aber nicht zu einer Durchblutungsstörung oder zu einer Teilnekrose des Lappens führt, da vom Wundgrund und von den Defekträndern her genügend Gefäßeinsprossungen erfolgen (Velander 1964; Acland 1975; Serafin et al. 1977a, b; Black et al. 1978; Nakajima 1978; Tsur et al. 1980; McKnee et al. 1981).

Dieser später auftretende Gefäßkollaps der Arterie bei einem in ein Endstromgebiet umgewandelten Durchströmungslappen (Partecke 1987b) kann auch mit der Doppler-Untersuchung aufgezeigt werden. Die anfangs gut darstellbare Pulskurve der Lappenarterie ist Wochen später nicht mehr nachzuweisen. Ebenfalls ließ sich bei postoperativ vorgenommenen Angiographien die Lappenarterie nicht mehr zur Darstellung bringen, wenn der frei übertragene Unterarmlappen als Endstromlappen angeschlossen worden war, obwohl eine einwandfreie Einheilung und Durchblutung des Lappens vorlag.

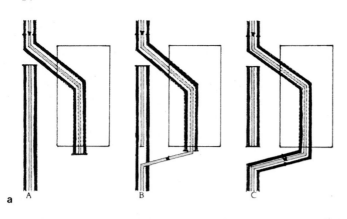
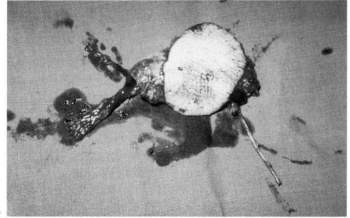
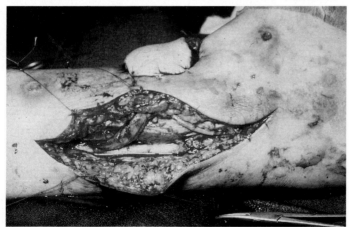

Abb. 4 a–c

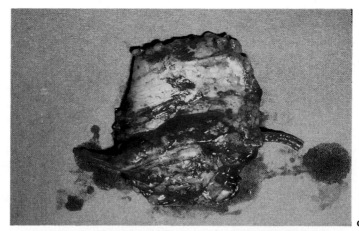

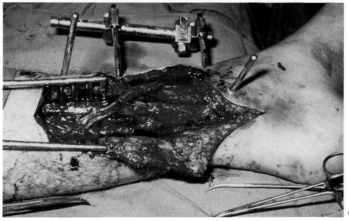

Abb. 4. a Schematische Darstellung des Unterarmlappens als Endstromlappen, als arterieller sowie als arterieller und venöser Durchstromlappen. Die Lappengefäße werden jeweils als Interponate benutzt. **b** Patient K. L., 42 Jahre: Gehobener Unterarmlappen mit langstreckig freipräparierter A. radialis am distalen Lappenrand *(rechts)*; proximaler Gefäßstiel mit A. radialis und Begleitvenen *(links)*, zusätzlich freipräparierter N. cutaneus antebrachii lateralis. **c** Patient K. L., 42 Jahre: Unterarmlappen als arterieller Durchstromlappen übertragen. Mit der distal aus dem Lappen kommenden A. radialis ist der Verlauf der A. tibialis posterior wiederhergestellt. **d** Patient S. E., 43 Jahre: Gehobener Unterarmlappen mit freipräpariertem Gefäßstiel am proximalen und distalen Lappenrand. **e** Patient S. E., 43 Jahre: Unterarmlappen als arterieller und venöser Durchstromlappen übertragen. Mit den Lappengefäßen sind die A. tibialis posterior und ihre beiden Begleitvenen wiederhergestellt

Auch die Thermographieuntersuchung, mit der die Oberflächentemperatur der Haut und somit die Durchblutung gemessen werden kann (Hülse et al. 1971; Acciari et al. 1978; Pernet u. Villano 1984; Ahmadi et al. 1987), zeigt die Veränderung in der Lappenarterie eines als Endstromlappen übertragenen Unterarmlappens auf. In den ersten postoperativen Tagen findet sich eine außerordentlich gute Durchblutung des

Lappens, ausgedrückt in einer sehr hohen Oberflächentemperatur. Die zunächst vorhandene erhöhte Oberflächentemperatur am Lappen gleicht sich jedoch bald der Umgebungstemperatur an und liegt 6–8 Wochen später deutlich um einige Grade niedriger. Die anfänglich sehr gute Durchblutung des Lappens, hervorgerufen durch das erhöhte Blutangebot im Lappen, wird durch den Kollaps der Arterie verringert und auf ein für das Überleben des frei übertragenen Lappens benötigtes Maß gedrosselt.

Für den als Durchstromlappen frei übertragenen Unterarmlappen findet sich in der Thermographieuntersuchung postoperativ zwar zunächst ebenfalls eine erhöhte Oberflächentemperatur. Wochen später aber gleicht sie sich der Umgebungstemperatur des Lappens nicht vollständig an, sondern liegt weiterhin höher im Lappengebiet. Eine niedrigere Oberflächentemperatur kann beim Durchstromlappen nicht beobachtet werden.

Neben dem Vorteil, durch Interposition der Unterarmlappengefäße schon verschlossene und obliterierte Gefäßbahnen der Extremitäten wiederherzustellen und somit die Durchblutung einer geschädigten Extremität zu verbessern, wurde ein weiteres Phänomen beobachtet. Bei der Übertragungsform des Unterarmlappens als Durchstromlappen konnten trotz Thrombose der venösen Abflußbahnen ein Überleben und eine Einheilung des Lappens gesehen werden, wobei es nur an den Lappenrändern zu kleineren Nekrosen gekommen war. Diese Lappenrandnekrosen traten aber nur bei großen und breiten Unterarmlappen auf, während sie beim schmalen Lappen nicht vorkamen.

3.2.1 Fallbeschreibungen

3.2.1.1 Klinischer Fall 1

Bei einem 22jährigen Patienten lag ein Knochenweichteilinfekt nach einem drittgradig offenen Unterschenkelbruch am Übergang vom mittleren zum distalen Drittel des rechten Unterschenkels prätibial vor. 8 vorangegangene operative Eingriffe an Knochen und Weichteilen in einem Zeitraum von 1 1/2 Jahren führten nicht zur Ausheilung der Osteomyelitis (Abb. 5 a, b). Nach ausreichender Sequestrektomie, Einlage von PMMA-Ketten, temporärer Weichteilbedeckung mit Kunsthaut (Epigard) und Stabilisierung mit einem Fixateur externe bei einem Knochendefekt in der Tibia von

---

Abb. 5 a–f. Patient F. S., 22 Jahre. **a** Fistelbildung und instabiles Narbenfeld bei bestehender Osteitis nach osteosynthetisch versorgter Unterschenkelfraktur rechts. **b** Osteitis rechter Unterschenkel mit deutlicher Platten- sowie Schraubenlockerung. **c** Defektdeckung mit einem gut durchbluteten arteriellen Unterarmdurchstromlappen. **d** Venöse Abflußstörung aus dem arteriellen Durchstromlappen mit deutlicher Schwellung und dunkelroter Verfärbung des Lappenrandes. Nur im Gefäßstielbereich rosigere Farbe des Lappens mit noch guter Durchblutung. **e** Schwärzliche Verfärbung der Lappenränder nach thrombotischem Verschluß der anastomosierten Lappenvene. Nur im Gefäßstielbereich des arteriellen Durchstromlappens noch Durchblutung des Lappens sichtbar. **f** Eingeheilter arterieller Durchstromlappen, obwohl ein thrombotischer Verschluß der Lappenvene vorlag. Nur kleine Randbezirke des Lappens wurden nekrotisch, die aber der Sekundärheilung überlassen werden konnten

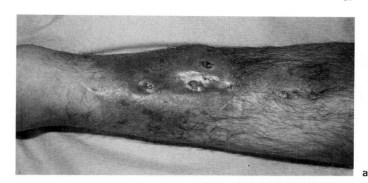

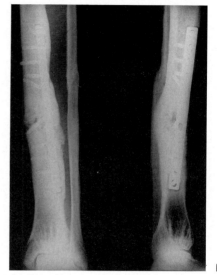

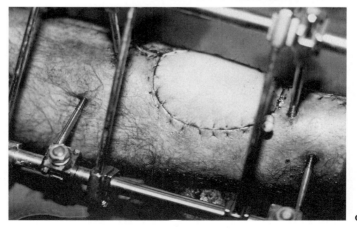

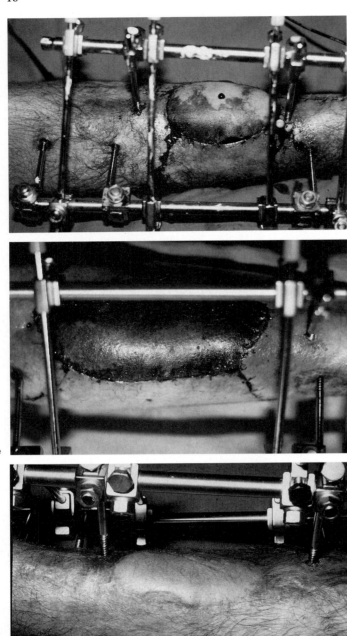

d

e

f

Abb. 5 d–f

3 cm erfolgte 4 Wochen später die Rekonstruktion des Weichteildefektes mit einem 10 x 8 cm großen, frei übertragenen arteriellen Unterarmdurchstromlappen. Die Lappenarterie wurde als arterieller Bypass durch End-zu-End-Anastomosen am proximalen und distalen Defektbereich an die A. tibialis anterior angeschlossen. Der venöse Abfluß aus dem Lappen erfolgte proximal über eine ebenfalls in der End-zu-End-Anastomosentechnik genähten Begleitvene der A. radialis an eine Begleitvene der A. tibialis anterior. Mit der Lappenübertragung zur Weichteilbedeckung erfolgte gleichzeitig eine erste Spongiosaplastik zum Aufbau des Knochendefektes an der Tibia.

Bei Beendigung der Operation war der Lappen rosig durchblutet und von weicher Konsistenz (Abb. 5 c). Die A. tibialis anterior konnte am Fußrücken gut getastet werden, was für die Durchgängigkeit der interponierten Lappenarterie sprach. Am 2. postoperativen Tag schwoll jedoch der Lappen beträchtlich an und nahm eine dunkelrote Verfärbung an, im Sinne einer venösen Stauung. Nur im Verlauf der Lappengefäße fand sich noch eine rosigere Farbe des Lappens (Abb. 5 d). Die Lappenarterie war jedoch im Lappen mit der Doppler-Sonde darzustellen und die A. tibialis anterior am Fußrücken gut zu tasten, was auf eine Durchgängigkeit der interponierten Lappenarterie hinwies. Aus diesem Grunde wurde von einer sofortigen Revision Abstand genommen. Einstiche in den prall gestauten und sehr angeschwollenen Lappen ließen dunkelrotes Blut hervortreten. Bis zum 5. postoperativen Tag nahm zwar die Verfärbung des Lappens an den Rändern bis ins Schwärzlich-Bläuliche weiterhin zu, der zentrale Bereich des Lappens im Verlauf der Lappengefäße war jedoch nur livide rot und gut durchblutet. Ein Reflux war eindeutig vorhanden. Obwohl der Lappen selbst prall gefüllt und gestaut war, konnte die Lappenarterie mit der Doppler-Sonde im Lappen weiterhin dargestellt und die A. tibialis anterior am Fußrücken getastet werden (Abb. 5 e).

Bis zum 10. postoperativen Tag nahm die dunkel-bläuliche Verfärbung des Lappens wieder ab. Nur kleine Randbezirke des Lappens wurden nekrotisch, konnten aber der Sekundärheilung überlassen werden und machten eine Hauttransplantation nicht notwendig. Nach insgesamt 4 Wochen war der Lappen voll eingeheilt, obwohl eine Thrombose in der anastomosierten Vene aufgetreten und ein direkter venöser Abfluß aus dem Lappen nicht mehr vorhanden war (Abb. 5 f). Die Lappenarterie war weiterhin im Lappen selbst gut darstellbar und die A. tibialis anterior am Fußrücken zu tasten. Zum weiteren Knochenaufbau erfolgte nach insgesamt 8 Wochen eine 2. Spongiosaplastik, durch welche der Lappen selbst aber nicht beeinträchtigt wurde. Der Knochendefekt an der Tibia konnte aufgebaut, der Weichteildefekt an der Schienbeinvorderkante behoben sowie die Osteitis saniert werden.

3.2.1.2 Klinischer Fall 2

Bei einem 2. Patienten, der durch eine Brandverletzung einen 10 x 8 cm großen tiefen Defekt mit freiliegenden Knochen und Sehnen über dem Innenknöchel erlitten hatte, konnte ein ähnlicher Verlauf beobachtet werden.

Die Defektdeckung erfolgte mit einem freien Unterarmlappen. Bei der Präparation und Hebung des Lappens wurde das Septum zwischen Gefäßstiel und der Faszie bzw. der Haut versehentlich durch falsche Präparation im proximalen Lappenbereich

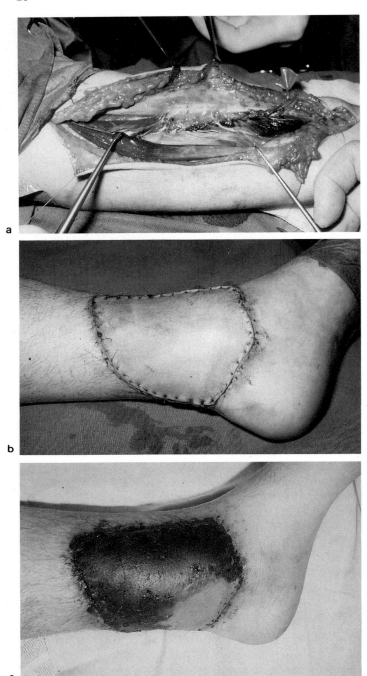

durchtrennt. Etwa 2/3 des Gefäßstieles proximal am Lappen waren nicht über das Septum mit dem Lappen direkt verbunden. Nur der distale Anteil des Gefäßstieles zeigte einen engen Kontakt mit dem Lappen mit nur wenigen zur Faszie aufsteigenden Gefäßästen (Abb. 6 a).

Die A. tibialis posterior wurde durch Interposition der Lappenarterie wiederhergestellt und somit ein arterieller Durchstromlappen übertragen. Beide Begleitvenen der Lappenarterie wurden in einer End-zu-End-Anastomosentechnik proximal an die Begleitvenen der A. tibialis posterior angeschlossen.

Auch hier kam es nach zunächst guter Durchblutung des gesamten Lappens (Abb. 6 b) am 2. postoperativen Tag zum Anschwellen des Lappens sowie zu einer deutlich lividen Verfärbung. Insbesondere war der Lappenanteil betroffen, der keine direkte Verbindung zum Gefäßstiel aufwies. Die Lappenarterie blieb durchgängig, während die anastomosierten Begleitvenen thrombosiert waren. Nur im Verlauf der Lappengefäße zeigte sich im distalen Lappenbereich wieder eine bessere Durchblutung. Es kam zu einer weitaus größeren Teilnekrose des Lappens, die den gesamten proximalen Bereich umfaßte. Nur derjenige Teil des Lappens überlebte, der eine direkte Verbindung mit dem Gefäßstiel aufwies (Abb. 6c). Der verbliebene Defekt wurde 8 Wochen später mit einem 2. Unterarmlappen verschlossen. Die Lappenarterie des 1. Unterarmlappens war durchgängig und konnte zum Anschluß des 2. Lappens verwendet werden.

3.2.1.3 Klinischer Fall 3

Bei einem 3. Patienten lag ein infizierter Knochenweichteildefekt im Bereich des distalen Unterschenkels prätibial vor (Abb. 7 a, b), welcher in der bei uns üblichen zweizeitigen Methode mit Sequestrektomie, Stabilisierung mit einem Fixateur externe, Einlage von PMMA-Ketten, temporärem Verschluß mit einer Kunsthaut und 3–4 Wochen später mit einem frei übertragenen Lappen behandelt wurde. Der freie Unterarmlappen konnte jedoch nur als Endstromlappen übertragen werden, wobei die Lappenarterie in einer End-zu-End-Anastomose an die A. tibialis anterior und die beiden Begleitvenen der Lappenarterie an beide Begleitvenen der A. tibialis anterior – ebenfalls in der End-zu-End-Anastomosentechnik – angeschlossen werden.

Am 1. postoperativen Tag traten plötzlich eine Blauverfärbung und eine zunehmende Schwellung des Lappens auf (Abb. 7 c), was auf eine venöse Thrombose hinwies. Die Lappenarterie war mit der Doppler-Sonde noch gut bis in den distalen Lappenbereich darstellbar. Eine sofortige Revision der Gefäße bestätigte die klinische Diagnose. Der venöse Abfluß wurde mit einem 7 cm langen Veneninterponat aus der

---

Abb. 6 a–c. Patient M. H., 26 Jahre. **a** Das Septum zwischen Gefäßstiel und der Faszie ist im proximalen Lappenbereich *(links)* durchtrennt. Nur wenige aufsteigende Gefäßäste sind im distalen Lappenbereich vorhanden. **b** Gut durchbluteter arterieller Unterarmdurchstromlappen über dem linken Innenknöchelbereich. **c** Weitaus größere Teilnekrose des arteriellen Durchstromlappens beim Auftreten einer venösen Thrombose. Derjenige Lappenanteil war nekrotisch geworden, der keinen engen Kontakt zum Gefäßstiel mehr aufwies. In diesem Bereich war das Septum zwischen dem Gefäßstiel und dem Lappen versehentlich durchtrennt worden

V. saphena magna wiederhergestellt. Wegen der erheblichen postoperativen Schwellung sowohl des Lappens als auch des Unterschenkels mußte ein teilweiser Defektverschluß jetzt mit einer Kunsthaut erfolgen, um nicht durch zu große Spannung der Wundränder die Lappenstielgefäße zu komprimieren. Trotz anfänglich guter Durchblutung, rückläufiger Schwellung und rosiger Verfärbung des Lappens kam es am darauffolgenden Tag erneut zum Auftreten einer zunehmenden bläulichen Verfärbung und Anschwellen des Lappens. Es waren wiederum eine venöse Abflußstörung und Thrombose aufgetreten. Eine nochmalige Revision lehnte der Patient jetzt aber ab. Nur in den ersten 2 Tagen konnte die Lappenarterie mit der Doppler-Sonde noch gut dargestellt werden (Abb. 7 d). Der Lappen wurde vollständig nekrotisch und mußte am 12. postoperativen Tag abgetragen werden (Abb. 7 e). Dabei stellte sich heraus, daß das gesamte arterielle und venöse Gefäßsystem des Lappens thrombosiert war. Der weiterbestehende Weichteildefekt konnte anschließend mit einem freien Latissimus-dorsi-Lappen verschlossen werden, welcher ohne Probleme zur vollständigen Einheilung kam (Abb. 7 f). Zum mikrochirurgischen Gefäßanschluß konnten die A. tibialis anterior und ihre Begleitvenen genommen werden.

Abb. 7 a–f. Patient J. B., 43 Jahre. **a** Infizierter Knochenweichteildefekt im Bereich des rechten distalen Unterschenkels prätibial nach drittgradiger offener Unterschenkelfraktur. **b** Knochendefektstrecke rechte Tibia mit Sprunggelenksbeteiligung nach Sequestrektomie, PMMA-Ketteneinlage und Stabilisierung mit Fixateur externe. **c** Venöse Thrombose des Unterarmendstromlappens am 1. postoperativen Tag. Lappenarterie mit der Doppler-Sonde noch gut darstellbar. **d** Trotz Revision und Einsetzen eines Veneninterponates erneutes Auftreten einer venösen Thrombose mit Blauverfärbung des Unterarmendstromlappens. Teilweiser Defektverschluß proximal am Lappen mit einer Kunsthaut, um eine Kompression auf die Lappengefäße zu vermeiden. **e** Vollständige Nekrose des Unterarmendstromlappens. **f** Deckung des bestehenden Weichteildefektes nach Lappennekrosenentfernung mit einem freien Latissimus-dorsi-Lappen, welcher ohne Probleme vollständig einheilte

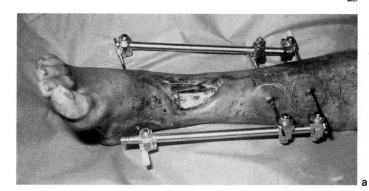
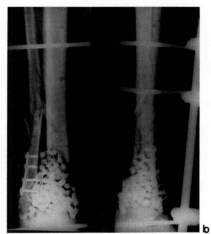
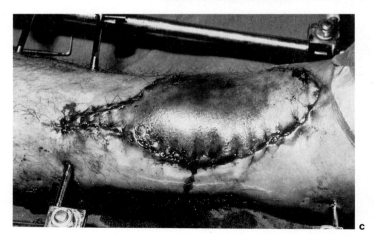

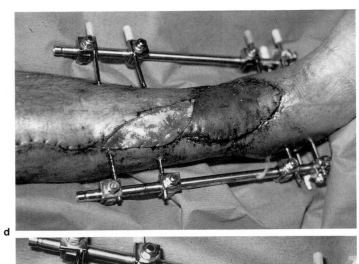

d

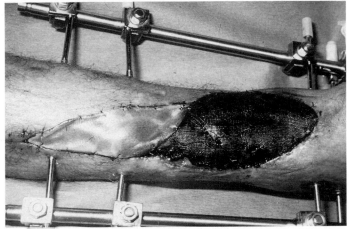

e

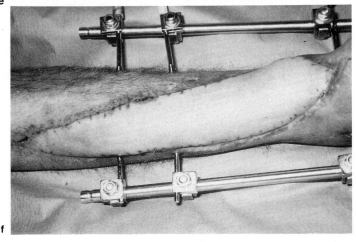

f

Abb. 7 d–f

4 Klinische Probleme beim arteriellen Unterarmdurchstromlappen ohne direkten venösen Abfluß

Bei allen 3 Fällen lag ein Verschluß des venösen Abflußsystems des Lappens durch Thrombose vor. Nur in Fall 3, bei dem der freie Unterarmlappen als Endstromlappen übertragen wurde, erfolgten eine Revision und die Wiederherstellung der venösen Abflußbahnen durch Einsetzen eines Veneninterponates. Trotzdem kam es wiederum zu einer venösen Thrombose und nachfolgend zu einer vollständigen Lappennekrose. Die Lappenarterie konnte dabei bis zum 2. postoperativen Tag mit der Doppler-Sonde dargestellt werden.

Bei den ersten beiden Patienten wurde am Lappen nicht revidiert. Die Lappenarterien waren bei diesen beiden Fällen als Interposition im Sinne eines arteriellen Bypass verwendet worden und nicht thrombosiert. Trotz der Abflußstörung kam es dabei nicht zu einem vollständigen Verlust des Lappens, sondern beim Fall 1 zu einer bis auf kleine Lappenrandnekrosen vollständigen Einheilung.

Beim 2. Fall wurde ein weitaus größerer Lappenbereich nekrotisch, obwohl auch hier ein arterieller Durchstromlappen vorgelegen hatte. Die Nekrose betraf den Lappenanteil, der keinen direkten Kontakt über das Septum zum Lappengefäßstiel mehr aufwies.

Für die Erklärung dieses Phänomens sind folgende Gesichtspunkte anzunehmen:
1. Nur der als Durchstromlappen übertragene Unterarmlappen kann ohne direkten venösen Abfluß überleben.
2. Voraussetzung dafür ist eine enge Verbindung des Gefäßstieles über das Septum mit den vorhandenen Gefäßabgängen zum Lappen.
3. Es muß eine direkte Verbindung (arteriovenöse Anastomosen) zwischen der Lappenarterie (A. radialis) und den Begleitvenen vorhanden sein.
4. Über diese arteriovenösen Anastomosen muß ein Abfluß aus dem Lappen erfolgen, wenn es zu einer Thrombose in den anastomosierten Venen des Lappens kommt und wenn der Unterarmlappen als Durchstromlappen übertragen wird. Das heißt aber, daß der venöse Druckanstieg im Lappen zumindest einen so großen Wert erreicht, der zwischen dem systolischen und dem diastolischen Wert der Lappenarterie liegt.
5. Während der diastolischen Phase muß es kurzfristig zu einem venösen Abfluß über diese arteriovenösen Anastomosen zurück in das arterielle Gefäßsystem kommen und somit ein indirekter venöser Abstrom aus dem Lappen möglich sein.

Yao (1981) pflanzte Gefäßbündel in Hautlappen ohne spezielles Gefäßmuster („random pattern flap") ein. Er benutzte die A. auricularis und ihre Begleitvenen sowie die

A. femoralis und ihre Begleitvenen beim Kaninchen, die er in die vordere Kopfregion bzw. in die untere Bauchseite implantierte.

Angiographische Untersuchungen zeigten, daß sich innerhalb von 4 Wochen ein neues Gefäßsystem, ausgehend von den implantierten Gefäßbündeln, gebildet und somit eine Umwandlung in einen Hautlappen mit speziellem Gefäßmuster („axial pattern flap") stattgefunden hatte. Er folgerte daraus, daß eine Blutzirkulation von der Arterie direkt zur Vene im Gefäßbündel existieren müßte, weil keine Thrombosen im freipräparierten und implantierten Gefäßbündel aufgetreten waren. Ähnliche experimentelle und klinische Studien stammen von Erol (1976) sowie von Spira (1981).

Arteriovenöse Anastomosen sind bekanntermaßen regelmäßig vorhandene, unmittelbare Verbindungen zwischen Arterien und Venen, welche durch die Verstellbarkeit ihrer Lumina eine zeitweilige Umgehung des nachgeschalteten Kapillarsystems ermöglichen. Clara (1956) hat in seinem geschichtlichen Überblick der arteriovenösen Anastomosen festgestellt, daß die erste Angabe über das Vorhandensein solcher Anastomosen von Lealis-Lealis (1707) stammt, der eine direkte Verbindung zwischen A. und V. spermatica beobachtet haben will.

Die arteriovenösen Anastomosen werden in verschiedene Typen unterteilt (Staubesand 1955; Hammersen 1968, 1976):

1. Brückenanastomosen, welche unverzweigt kurze Verbindungen zwischen Arterien und Venen darstellen.
2. Knäuelanastomosen bzw. Glomusorgane mit gewundenen, verzweigten anastomosierenden Segmenten, die von einer Organkapsel umgeben sind. Diesem Typ entsprechen die Glomerula digitalia.
3. Arterielle Zuflüsse zu Schwellgeweben. Hierzu zählt das Glomus coccygeum.

Arteriovenöse Anastomosen sind in vielen Organen des menschlichen Körpers beschrieben worden. Hier sei insbesondere auf Fingerbeeren, Nase sowie Lippen hingewiesen (Grosser 1902; Vastarini-Cresi 1903; Märk 1942; Patzelt 1943). Auch ihr Vorkommen in verschiedenen Bezirken der menschlichen Haut ist schon seit langem gesichert (Sucquet 1862; Spalteholz 1893).

In dem Aufbau der arteriovenösen Anastomosen lassen sich ein arterielles, ein mittleres und ein venöses Segment unterscheiden, die i.allg. ohne scharfe Grenze ineinander übergehen (Bargmann 1962; Böck 1980). Auffallend ist die unter dem Endothel befindliche Anordnung epitheloider Muskelzellen. Eine geschlossene Tunica elastica interna fehlt. Zahlreiche Nervenfasern umziehen die spezifischen Zellelemente der arteriovenösen Anastomosen (Staubesand 1955; Hammersen 1968).

An den arteriovenösen Anastomosen erfolgen Kontraktionen in einem Rhythmus, der von dem Pulsieren der zubringenden Arterie unabhängig ist (Clark u. Clark 1934, 1940). Jede Anastomose, häufig sogar jede ihrer Verästelungen, weisen einen Eigenrhythmus auf.

Während unter normalen Bedingungen die arteriovenösen Anastomosen sich immer von der arteriellen Seite her öffnen (Curtillet 1939; Watzka 1936), konnten Tischendorf u. Curri (1956) nachweisen, daß bei Druckanstieg im venösen System die Öffnung der Anastomose auch von der venösen Seite her erfolgen kann. Es kommt somit zu einer Umkehr des Blutstromes, der nunmehr von der Vene über die arteriovenöse Anastomose in die zuführende Arterie fließt. Diese Beobachtungen sind an den Brückenanastomosen in den Ohrlöffeln der Kaninchen möglich gewesen, wobei durch Kompression der Ohrrandvene eine Druckerhöhung im venösen System erzielt und eine Stromumkehr in den arteriovenösen Anastomosen gesehen werden konnten.

Die funktionelle Bedeutung der arteriovenösen Anastomosen liegt zum einen in der hämodynamischen Wirkungsmöglichkeit (Clara 1956), zum anderen aber in der thermoregulatorischen Funktion (Golenhofen 1968; Hammersen 1976).

5 Tierexperimenteller Teil

5.1 Fragestellung

Zur Klärung der klinisch gemachten Beobachtungen, daß ein Hautlappen wie der Unterarmlappen in der Übertragungsform als Durchstromlappen ohne direkten venösen Abfluß überleben und einheilen kann, wurden an Ratten und Kaninchen experimentelle Versuche vorgenommen, weil allein im Experiment eingegrenzte und überschaubare Bedingungen vorhanden sind.

Ein Lappen analog des Unterarmlappens konnte bei allen Versuchstieren zum einen wegen der Lokalisation, zum anderen wegen der sehr kleinen Verhältnisse, insbesondere der Gefäße, nicht präpariert werden. Es wurde deshalb auf den von Acland et al. (1981) beim Menschen beschriebenen Saphenuslappen ausgewichen, bei dem eine ausreichende Gefäßdarstellung und günstige Präparation bei den Versuchstieren möglich waren.

Nach Olds u. Olds (1984) geht an der medialen Seite des Oberschenkels, etwa im mittleren Drittel kurz distal des Abganges der A. epigastrica superficialis, auch die A. saphena von der A. femoralis ab. Die A. saphena verläuft danach subfaszial auf der Muskulatur nach distal und verzweigt sich etwa im distalen Bereich des Unterschenkels in mehrere kleine Hautäste. In ihrem Verlauf gibt sie mehrere zur Haut hinziehende Gefäßäste ab, wovon aber mindestens 2 größere Äste mit großer Regelmäßigkeit im mittleren Bereich des Unterschenkels zur Haut ziehen. Begleitet wird die A. saphena von 1 oder auch 2 Begleitvenen und vom N. saphenus, der sich aber schon im proximalen Unterschenkelbereich aufzuzweigen beginnt. Konstant ziehen mit den 2 größeren Hautgefäßästen auch Nervenäste des N. saphenus zur Haut und versorgen diesen Abschnitt sensibel.

Der Saphenuslappen ist ein Durchstromlappen. Im distalen Bereich des Unterschenkels vor und im Bereich der Aufteilung der A. saphena bestehen viele Kollateralverbindungen mit der in der Tiefe verlaufenden A. femoralis. Bei Unterbindung und Durchtrennung der A. saphena kurz nach dem Abgang aus der A. femoralis füllt sich die A. saphena retrograd, was das Vorhandensein der Kollateralverbindungen zur A. femoralis bestätigt.

Das Ziel der experimentellen Tierversuche lag in der Beantwortung folgender Fragenkomplexe:

1. Kann ein arterieller Durchstromlappen ohne direkten venösen Abfluß überleben?
2. Sind arteriovenöse Anastomosen in dem tangential den kutanen Durchstromlappen durchziehenden Gefäßstiel vorhanden?

3. Kommt es im venösen Lappensystem zu einem solchen Druckanstieg, daß es in den arteriovenösen Anastomosen während der diastolischen Phase zu einer Stromumkehr und somit zu einem indirekten venösen Abfluß ins arterielle System des Lappens kommt?

5.2 Methodik und Material

5.2.1 Versuchstiere

In der Mehrzahl männliche Sprague-Dawley-Ratten mit einem Körpergewicht von 350–450 g sowie Kaninchen der Rasse Chinchilla-Mischlinge mit einem Körpergewicht von 2,4–2,6 kg.

Die Tierversuche wurden teilweise im mikrochirurgischen Übungslabor des Berufsgenossenschaftlichen Unfallkrankenhauses Hamburg, in der überwiegenden Mehrzahl jedoch im tierexperimentellen Labor der Firma Ethicon in Norderstedt vorgenommen.

5.2.2 Tierhaltung

Die Haltung der Kaninchen und der Ratten erfolgte in tierüblichen Einzelkäfigen, die Ernährung mit Kaninchenpellets (20 H_5) und Rattenpellets (PH_5). Wasser stand ad libitum zur Verfügung. Die Raumtemperatur wurde bei den Ratten zwischen 19 und 23 °C, bei den Kaninchen zwischen 15 und 19 °C gehalten.

5.2.3 Anästhesie

Die Ratten wurden mit Nembutal (6 mg/100 g KG i.m.) narkotisiert. Für die einwandfreie intramuskuläre Injektion erfolgte zunächst eine kurzfristige Betäubung durch einen mit Äther befeuchteten Wattebausch in einem Glasbehälter, in welchen die Versuchstiere gesetzt wurden. Bei den Kaninchen erfolgte die Betäubung mit Rompun 12 mg/kg KG und Ketanest 60 mg/kg KG in einer Mischspritze. Für die einwandfreie Narkoseführung wurde Ketanest nach Bedarf durch einen 0,8 mm starken Venenkatheter, der in die V. auricularis magna gelegt war, intravenös nachinjiziert.

5.2.4 Desinfektion

Die Operationen wurden unter den üblichen sterilen Bedingungen vorgenommen. Die Tiere lagen mit Pflaster an den Extremitäten fixiert auf einer Korkplatte, abgedeckt mit einem sterilen Papierlochtuch, welches nur das entsprechende Operationsfeld freiließ. Die jeweilige Präparation der Lappen erfolgte unter 6- bis 25facher Vergrößerung mit einem Mikroinstrumentarium der üblichen Firmen. Als Operationsmikroskop wurden das OPMI 6 der Firma Zeiss und das WILD M 650 der Firma Leitz verwendet.

5.2.5 Versuchsanordnung

Der Saphenuslappen wurde bei allen Tieren immer in der gleichen standardisierten Methode präpariert und gehoben. Hinsichtlich der Lappengefäßversorgung wurden Unterschiede vorgenommen, wobei exakt nur immer eine Gefäßvariante verändert wurde und somit eine jederzeit mögliche Nachkontrolle geschaffen werden konnte. Insgesamt erfolgte eine Einteilung in 6 Gruppen:

- Gruppe I: Doppelt gestielter Saphenusdurchstromlappen
- Gruppe II: Proximal gestielter Saphenusendstromlappen
- Gruppe III: Distal gestielter Saphenusendstromlappen
- Gruppe IV: Arterieller Saphenusdurchstromlappen ohne direkten venösen Abfluß
- Gruppe V: Arterieller proximal gestielter Saphenusendstromlappen ohne direkten venösen Abfluß
- Gruppe VI: Arterieller Saphenusdurchstromlappen ohne direkten venösen Abfluß und ohne Verbindung zwischen A. und V. saphena

5.2.6 Standardisierte Lappenhebung

An der medialen Seite des Oberschenkels im Bereich des mittleren Drittels wurde bei den Ratten ein im Durchmesser 2,5 x 1,5 cm großer Lappen umschnitten (Abb. 8). Der Lappen bei den Kaninchen hatte ein Ausmaß von 5,0 x 3,0 cm. Dabei wurde darauf geachtet, daß der Verlauf der A. und V. saphena in der Mitte des Lappens lag. Nach Hochheben des lateralen Lappenrandes waren direkt auf der Muskulatur verlaufend die A. und V. saphena sowie der N. saphenus sichtbar. Unter Schonung des Gefäßnervenstieles erfolgte die vollständige Abpräparation des Lappens von der Muskulatur, welche teils stumpf, teils scharf vorgenommen werden mußte. Diese Präparation geschah äußerst vorsichtig, um nicht den Gefäßstiel selbst oder die feinen, zur Haut hinziehenden Gefäßäste zu verletzen. Nach vollständiger Ablösung des Hautlappens von der Muskulatur wurden jeweils noch der proximale und der distale Gefäßstiel um mindestens 0,5 cm weiter freipräpariert. Sowohl die arterielle als auch die venöse Strombahn blieben erhalten, ebenso die Innervation der Haut durch die Äste des N. saphenus. Dabei handelte es sich um einen doppelt gestielten neurovaskulären Insellappen des Saphenuslappens als Durchstromlappen. Vor dem Zurücknähen des Lappens in den entstandenen Hebungsdefekt wurde der Hebungsdefekt selbst durch 5 x 0 Hautnähte verkleinert, damit ein spannungsloses Einnähen des gehobenen Lappens gewährleistet war. Die Hautnähte wurden mit 6 x 0 Ethilonfäden vorgenommen. Die Wunde und der Lappen wurden dann nach einer nochmaligen Desinfektion mit einer Merfenlösung mit einem Pflasterspray behandelt und die aus der Narkose aufwachenden Tiere in Einzelkäfigen zur Beobachtung untergebracht. Zur Vorsorge der

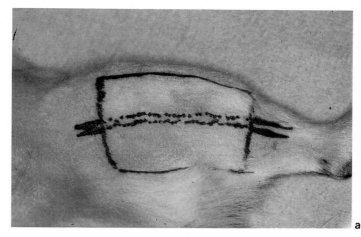

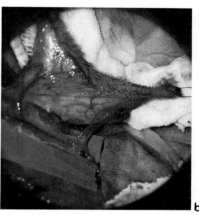

Abb. 8. a Verlauf der A. und V. saphena mit eingezeichneter Lappengröße an der medialen Oberschenkelseite links bei der Ratte. **b** Gehobener Saphenuslappen bei der Ratte mit den zur Haut hinziehenden Gefäßästen

Selbstverstümmelung (Yu et al. 1986; Westin u. Heden 1988) wurden postoperativ die Wunden täglich mit Altholsol bestrichen.

5.2.7 Blutdruckmessung

Arterieller Druck:
1. Druck-Transducer P 23 ID (Firma Hugo Sachs)
2. Gleichspannungs-Meßbrücke mit DC-Verstärker (Firma Hugo Sachs)
3. Druckeichgerät nach Prof. Gauer
4. Servomed Grundgerät Typ SMS 104 (Firma Hellige)
5. Einmaldruckaufnehmer 099951 (Firma Hellige)

Venöser Druck:
1. Druck-Transducer P 23 Db (Firma Gould)
2. Verstärker und Meßeinheit (Programm 19, Firma Hellige)

3. Druckeichgerät nach Prof. Gauer
4. Servomed Grundgerät Typ SMS104 (Firma Hellige)
5. Einmaldruckaufnehmer 099951 (Firma Hellige)

Registriergeräte:
1. Ricadenki Multi Pen Recorder (Zwei-Kanal-Schreiber)
2. Hameg-Oszilloscop HM 412
3. Servomed-Blutdruckmonitor 236060 (Firma Hellige)

5.3 Versuchstiere: Kaninchen

5.3.1 Gruppe IV (arterieller Saphenusdurchstromlappen ohne direkten venösen Abfluß)

Bei 3 Kaninchen wurden insgesamt 6 Saphenuslappen gehoben und wieder in den Defekt zurückgenäht. Dabei wurde nur die A. saphena proximal und distal am Lappen belassen, während die V. saphena ligiert und durchtrennt wurde, so daß ein arterieller Durchstromlappen ohne direkten venösen Abfluß (Abb. 9) resultierte.

Ein Tier hatte sich am 1. postoperativen Tag den rechten Saphenuslappen abgerissen, so daß das Tier getötet werden mußte, obwohl der linke Saphenuslappen noch eine gute Durchblutung aufwies.

Das 2. Tier strampelte am 3. postoperativen Tag mit den Hinterläufen beim Herausnehmen aus dem Käfig zur Photodokumentation der Lappen so heftig, daß beide Saphenuslappen ebenfalls ausrissen. Beide Lappen zeigten aber noch eine gute Durchblutung, obwohl eine bläulich-livide Verfärbung der Lappen und eine Schwellung vorhanden waren. Auffallend war dabei, daß durch die Hockstellung der Hinterläufe die Saphenuslappen abgeknickt waren und sich aus diesem Grunde eine quere Hautfalte im Saphenuslappen bildete, die eine Abflußstörung aus den Lappen zur Folge hatte (Abb. 10). Proximal war der Lappen bis zu dieser Hautfalte noch gut durchblutet, während der distale Lappenanteil schon eine Nekrose aufwies.

Beim 3. Tier waren die Saphenuslappen noch bis zum 7. postoperativen Tag teilweise gut durchblutet, wobei auch hier die Faltenbildung in den Saphenuslappen zu erkennen und somit eine Abflußstörung aus den Lappen zum Teil aufgetreten war.

Abb. 9. a Narkotisiertes Kaninchen, beide Hinterläufe sind rasiert und desinfiziert zur arteriellen Saphenusdurchstromlappenhebung und Übertragung ohne direkten venösen Abfluß. b Umschneidung des Saphenuslappens beim Kaninchen. c Angehobener Saphenusdurchstromlappen. Im Septum verlaufen die zur Haut hinziehenden feinen Gefäßäste. d Zurückgenähter arterieller Saphenusdurchstromlappen ohne direkten venösen Abfluß mit guter Durchblutung. Der Verlauf des Gefäßstieles im Lappen durch Stauung in der V. saphena deutlich sichtbar. e Vollständig freipräparierte A. saphena am Gefäßstiel eines arteriellen Durchstromlappens ohne direkten venösen Abfluß beim Kaninchen. f Acland-Ausstreichprobe an der vollständig freipräparierten A. saphena am Gefäßstiel eines arteriellen Durchstromlappens ohne direkten venösen Abfluß beim Kaninchen

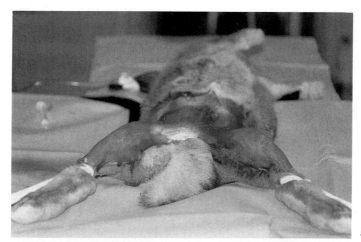
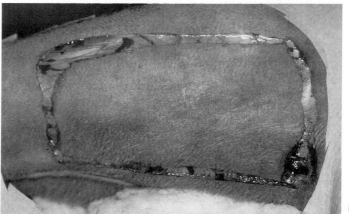
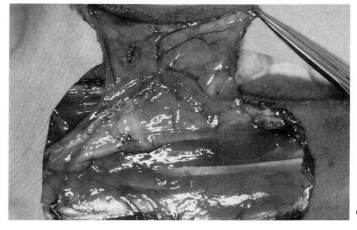

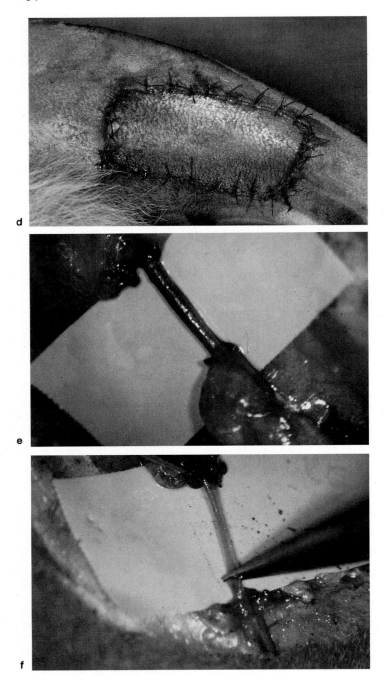

Abb. 9 d–f

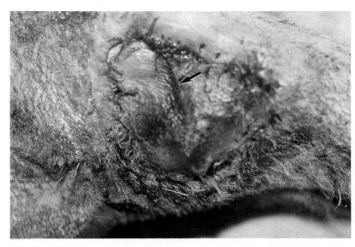

Abb. 10. Faltenbildung im Saphenuslappen beim Kaninchen infolge der Hockstellung der Hinterläufe, die eine Abflußstörung aus dem Lappen zur Folge hatte. Lappen am Rand teilweise abgerissen

Der rechte Saphenuslappen war aus diesem Grunde auch an einem Rand ausgerissen. Der linke Saphenuslappen war zwar noch bläulich-livide verfärbt, zeigte aber eine Durchblutung. Dieser Lappen wurde freipräpariert, die A. saphena proximal und distal besichtigt. Eine Thrombosierung der Arterie und der unterbundenen V. saphena im Lappen fand sich aber nicht. Es war jedoch eine spritzende Blutung aus der distalen A. saphena zu erkennen. Eine Mikropaquefüllung des Lappens wurde vorgenommen und der Lappen dann geröntgt. Die A. und V. saphena stellten sich gut dar, außerdem die kleinen, zur Haut hinziehenden Gefäße (Abb. 11).

Weitere Lappenübertragungen wurden am Kaninchen nicht mehr vorgenommen, weil diese als Versuchstiere für die Saphenuslappenübertragung ungeeignet waren. Wegen der stark ausgebildeten Hinterläufe dieser Tiere konnte zwar ein entsprechender Saphenuslappen gehoben werden, gestielt an günstigen Gefäßen mit einer akzeptablen Durchmessergröße, aber wegen der Hockstellung der Tiere kam es zu Faltenbildungen in den übertragenen Saphenuslappen, die eine Abflußstörung aus den Lappen zur Folge hatte. Eine Ruhigstellung der operierten Extremitäten mit Schienen ließ sich nicht durchführen. Eine einwandfreie Beurteilung der Lappendurchblutung und Einheilung war aus diesem Grunde bei den Kaninchen nicht möglich (Tabelle 1).

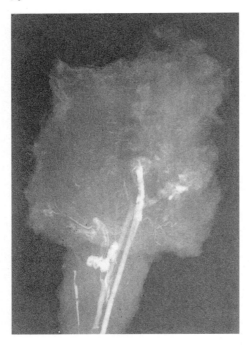

Abb. 11. Mikropaquefüllung über die A. saphena (Tier 3b), 7 Tage nach Hebung eines arteriellen Saphenusdurchstromlappens ohne direkten venösen Abfluß. A. und V. saphena stellen sich gut dar, außerdem die kleinen zur Haut hinziehenden Gefäße

Tabelle 1. Versuchstiere: Kaninchen. Gruppe IV (arterieller Saphenusdurchstromlappen ohne direkten venösen Abfluß)

Versuchstier (Nr.)	Überlebensdauer (Tage)	Einheilung des Lappens
1a (rechts)	1	Abgerissen; Tier getötet
1b (links)	1	Noch durchblutet; Tier getötet
2a (rechts)	3	Abgerissen; Tier getötet
2b (links)	3	Abgerissen; Tier getötet
3a (rechts)	7	Teilweise abgerissen; Tier getötet
3b (links)	7	Lappen dunkel; noch durchblutet; Mikropaquefüllung der Gefäße; Tier getötet

5.4 Versuchstiere: Ratten

5.4.1 Gruppe I (doppelt gestielter neurovaskulärer Saphenusdurchstromlappen)

In dieser Gruppe wurde nach der standardisierten Saphenuslappenhebung ein proximal und distal gestielter Insellappen gebildet, in dem sowohl die A. und V. saphena als auch der N. saphenus in der Kontinuität erhalten blieben. Der so präparierte Lappen wurde nach sorgfältiger Blutstillung wieder in den Defekt eingenäht (Abb. 12 a–e).

Bei 5 Tieren konnte somit eine problemlose Einheilung des Lappens erzielt werden (Abb. 12 f); alle Lappen zeigten wieder ein Wachstum der Behaarung. Intraoperative oder postoperative Komplikationen waren nicht aufgetreten. Es war damit bewiesen, daß der Saphenuslappen auch bei der Ratte zu heben und daß eine problemlose Einheilung in der Übertragungsform als Durchstromlappen möglich ist (Tabelle 2).

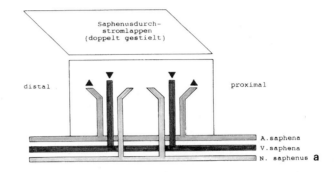

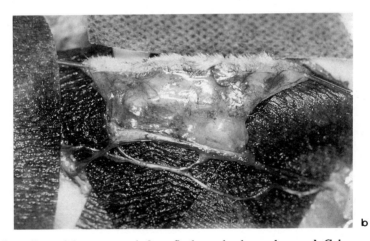

Abb. 12. a Gruppe I: Doppelt gestielter neurovaskulärer Saphenusdurchstromlappen. **b** Gehobener doppelt gestielter neurovaskulärer Saphenusdurchstromlappen bei der Ratte mit Abpräparation des N. saphenus aus dem Gefäßnervenbündel. Hautäste des Lappens erhalten. **c** Gehobener doppelt gestielter neurovaskulärer Saphenuslappen ohne Abpräparation des N. saphenus. **d** Gehobener, gut durchbluteter doppelt gestielter neurovaskulärer Saphenusdurchstromlappen. **e** In den Hebungsdefekt zurückgenähter doppelt gestielter neurovaskulärer Saphenusdurchstromlappen. **f** Ohne Komplikationen eingeheilter doppelt gestielter neurovaskulärer Saphenusdurchstromlappen, 21 Tage nach Lappenübertragung

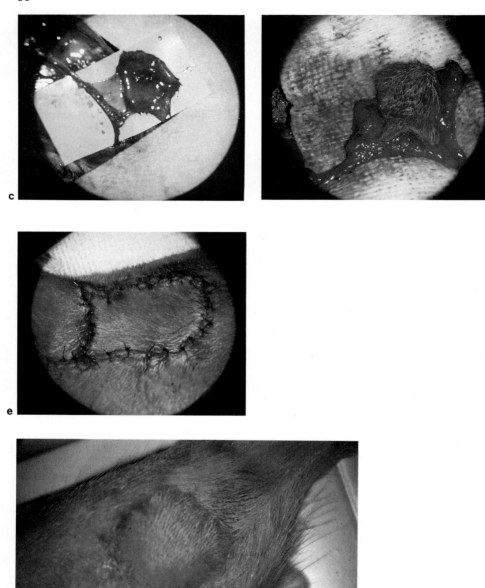

Abb. 12 c–f

Tabelle 2. Versuchstiere: Ratten. Gruppe I (doppelt gestielter neurovaskulärer Saphenusdurchstromlappen)

Versuchstier (Nr.)	Überlebensdauer (Tage)	Einheilung des Lappens
1	18	Voll eingeheilt
32	23	Voll eingeheilt
33	19	Voll eingeheilt
34	21	Voll eingeheilt
35	16	Voll eingeheilt

5.4.2 Gruppe II (proximal gestielter Saphenusendstromlappen)

Nach der standardisierten Hebung des Saphenuslappens wurden in dieser Gruppe am distalen Gefäßstiel des Lappens die A. und V. saphena unterbunden und durchtrennt. Der N. saphenus wurde vollständig freipräpariert und hatte bis auf die vorhandenen zur Haut hinziehenden Nervenäste, die erhalten wurden, um einen asensiblen Lappen-

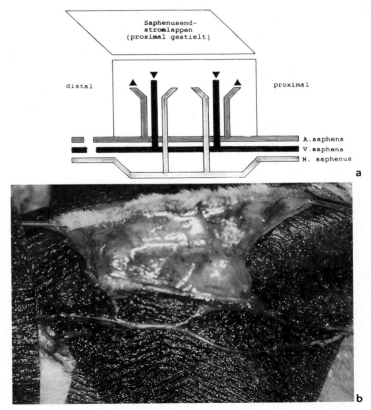

Abb. 13. a Gruppe II: Proximal gestielter neurovaskulärer Saphenusendstromlappen. b Gehobener proximal gestielter neurovaskulärer Saphenusendstromlappen

Tabelle 3. Versuchstiere: Ratten. Gruppe II (proximal gestielter Saphenusendstromlappen)

Versuchstier (Nr.)	Überlebensdauer (Tage)	Einheilung des Lappens
18	21	Voll eingeheilt
19	21	Voll eingeheilt
21	21	Voll eingeheilt
29	19	Voll eingeheilt
30	3	Lappen teilweise abgefressen
31	20	Voll eingeheilt

bereich zu vermeiden, keine Verbindung mehr mit dem gehobenen Lappen (Abb. 13). Das Epineurium der Hautnervenäste wurde am unmittelbaren Abgang vom N. saphenus auf einer Länge von mindestens 2 mm abpräpariert, so daß nur noch die blanken Faszikel vom Perineurium umhüllt in diesem Bereich vorlagen. Dieses Verfahren wurde ebenso bei allen anderen Versuchstieren als standardisierte Methode vorgenommen. Ein venöser Abfluß aus dem Lappen über die vom Epineurium freipräparierten Faszikel war nicht mehr möglich. Sagi et al. (1986) konnten anhand des Leistenlappens der Ratte auch nachweisen, daß ein Überleben des Lappens über die Blutversorgung des N. epigastricus allein nicht möglich ist.

Der Saphenuslappen, umgewandelt in einen proximal gestielten Endstromlappen, zeigte eine problemlose und komplikationslose Einheilung.

In dieser Gruppe wurden insgesamt 6 Tiere operiert. Eine Ratte hatte am 3. postoperativen Tag den zwar noch gut durchbluteten Saphenuslappen teilweise abgefressen, wahrscheinlich infolge einer Asensibilität, welche durch eine zu starke Abpräparation des Epineuriums von den Nervenästen vorgelegen hatte. Bei allen anderen 5 Tieren heilte der Saphenuslappen bis zum 19., 20. bzw. 21. postoperativen Tag vollständig ein (Tabelle 3) und war bereits wieder behaart.

Die Umwandlung des Durchstromgebietes in ein Endstromgebiet wirkte sich nicht negativ auf die Einheilung aus. Ein gewisses Anschwellen des Lappens postoperativ war zu verzeichnen, was auf das zunächst vermehrte arterielle Blutangebot im umgewandelten Endstromgebiet zurückzuführen war.

5.4.3 Gruppe III (distal gestielter Saphenusendstromlappen)

Nach der standardisierten Saphenuslappenhebung erfolgten in dieser Gruppe die Unterbindung und Durchtrennung der A. und V. saphena am proximalen Gefäßstiel, so daß ein distal gestielter Endstromlappen (Abb. 14) entstand. Auffällig war die intraoperative Beobachtung nach Unterbindung und Durchtrennung der V. saphena im proximalen Gefäßstiel, daß sich eine deutliche Zunahme der venösen Füllung des distalen Gefäßstieles einstellte. Die arterielle Versorgung des Lappens erfolgte über die Kollateralverbindungen aus der A. femoralis. Über den distalen Schenkel der A. saphena kam es zur retrograden Versorgung des Lappens. Gleichzeitig trat ebenso eine Stromumkehr in der V. saphena auf, wobei der venöse Abfluß aus dem Lappen

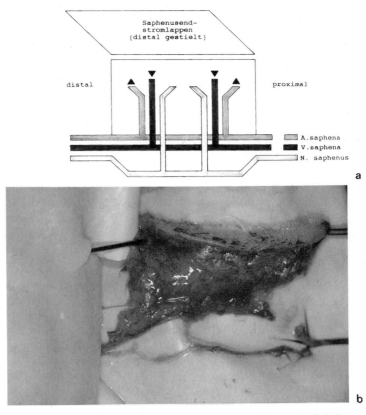

Abb. 14. a Gruppe III: Distal gestielter neurovaskulärer Saphenusendstromlappen. **b** Gehobener distal gestielter neurovaskulärer Saphenusendstromlappen. Der proximale Gefäßstiel ist ligiert und durchtrennt *(rechts)*, nur der N. saphenus ist proximal erhalten

über den stehengelassenen distalen Stiel der V. saphena vonstatten ging. Für diese venöse Stromumkehr mußte zunächst ein erhöhter Venendruck angenommen werden, was sich in der sichtbar deutlich vermehrten Füllung des Venensystems im distalen Gefäßstiel und auch im Lappen selbst bemerkbar machte.

Tabelle 4. Versuchstiere: Ratten. Gruppe III (distal gestielter Saphenusendstromlappen)

Versuchstier (Nr.)	Überlebensdauer (Tage)	Einheilung des Lappens
10	16	Voll eingeheilt
36	21	Voll eingeheilt
37	19	Voll eingeheilt
38	19	Voll eingeheilt
39	16	Voll eingeheilt

Bei allen 5 Tieren dieser Gruppe kam es zur vollständigen Einheilung des Lappens. Also auch der distal gestielte Saphenuslappen kann aufgrund der vorhandenen Stromumkehr sowohl im arteriellen als auch im venösen Gefäßsystem ohne Störung der Durchblutung zur Einheilung gebracht werden. Damit konnte auch der Beweis erbracht werden, daß es sich bei dem Saphenuslappen um einen Durchstromlappen handelt (Tabelle 4).

5.4.4 Gruppe IV (arterieller Saphenusdurchstromlappen ohne direkten venösen Abfluß)

Nach standardisierter Hebung des Saphenuslappens wurde in dieser Gruppe die V. saphena im proximalen und distalen Gefäßstiel unterbunden und durchtrennt. Als einzige Struktur war jetzt nur noch die A. saphena sowohl im proximalen als auch im distalen Gefäßstiel vorhanden (Abb. 15). Um einen venösen Abfluß über die Adventitia der A. saphena zu verhindern und auszuschließen, wurde jeweils sowohl am proximalen als auch am distalen Gefäßstiel die Adventitia der A. saphena um mindestens

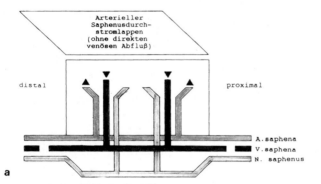

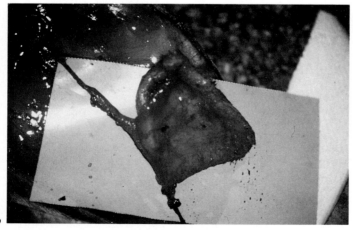

Abb. 15. a Gruppe IV: Arterieller Saphenusdurchstromlappen ohne direkten venösen Abfluß. **b** Gehobener arterieller Saphenusdurchstromlappen ohne direkten venösen Abfluß

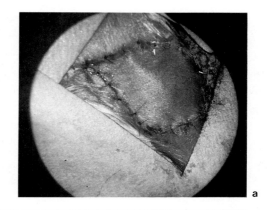

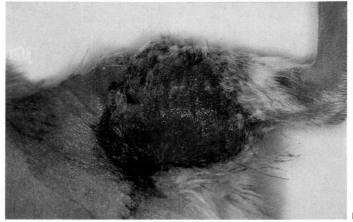

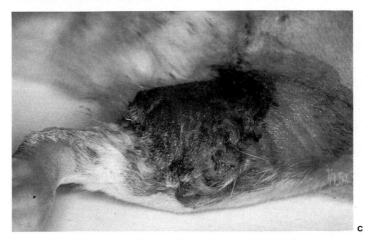

Abb. 16 a–c

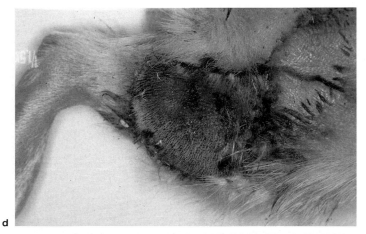

d

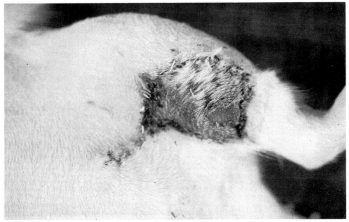

e

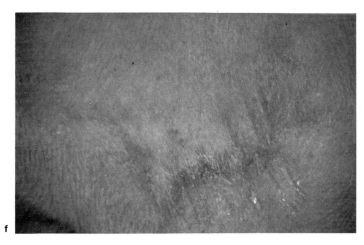

f

2 mm sorgfältig abpräpariert. Durch die Unterbrechung der Zirkulation in den Vasa vasorum, die bei den Arterien komplett in der Adventitia gelegen sind (Smith 1967), konnte ausgeschlossen werden, daß ein direkter venöser Abfluß möglich war. Somit war ein arterieller Durchstromlappen ohne direkten venösen Abfluß geschaffen. Das in den Lappen strömende Blut konnte nur über die vermuteten arteriovenösen Verbindungen des Venensystems mit den arteriellen Gefäßen und damit über den noch bestehenden distalen arteriellen Schenkel der A. saphena abfließen. Schon intraoperativ nach Durchtrennung der V. saphena fand sich eine deutliche Stauung im venösen System des Lappens und in der unterbundenen, aber mit der A. saphena eng zusammenhängenden V. saphena. Bei Operationsende war der Lappen schon leicht livide verfärbt, der Gefäßstiel deutlich im Lappenbereich prall gefüllt sichtbar (Abb. 16 a).

Am 1. postoperativen Tag nahm der Lappen eine dunkelblaue Farbe an und zeigte eine beträchtliche Anschwellung. Eine Durchblutung war aber noch zu erkennen (Abb. 16 b). Diese dunkelblaue Verfärbung und die erhebliche Anschwellung des Lappens blieben bis zum 5. postoperativen Tag bestehen (Abb. 16 c). Der Lappen wurde nicht nekrotisch und trocknete nicht ein, sondern zeigte weiterhin eine Durchblutung. Ab dem 6. postoperativen Tag ging die dunkelblaue Verfärbung des Lappens wieder stetig zurück (Abb. 16 d), und es kam zu einer Einheilung des gesamten Lappens (Abb. 16 e). Es lagen nur kleinere Randnekrosen am Lappen vor, die jedoch der Sekundärheilung überlassen werden konnten. Am 21. postoperativen Tag lag kein Unterschied mehr vor zwischen der rötlichen Farbe des Lappens und der Umgebung (Abb. 16 f).

In dieser Gruppe wurden insgesamt 14 Ratten operiert. Ein Tier verstarb noch am Operationstag, wobei es unerklärlich zu einer generalisierten Thrombose der kontralateralen Seite der Extremität und der Bauchseite gekommen war. Ein weiteres Tier verstarb am 1. postoperativen Tag. Bei den beiden verstorbenen Tieren handelte es sich um weibliche Ratten, die nur ein Körpergewicht von 300 g aufwiesen.

Bei insgesamt 11 Tieren war trotz nicht vorhandenen direkten venösen Abflusses ein Überleben und Einheilen der Lappen zu beobachten. Bei 3 Tieren (Tier 2, 7 und 8) kam es am 1., 3. und 6. postoperativen Tag zu Selbstverstümmelungen (Abb. 17 a), wobei die noch gut durchbluteten Lappen teilweise angefressen wurden. Nur bei einem Tier war der Lappen bis zur Hälfte abgefressen und zeigte eine vollständige Nekrose (Tier 2). Die Gefäße der Tiere 7 und 8 wurden am Sektionstag unter dem Mikroskop inspiziert. Eine Thrombose konnte nicht gefunden werden (Abb. 17 f). Bei 6 Tieren kam es trotz eines nicht vorhandenen direkten venösen Abflusses zu einer

---

Abb. 16 a–f. Arterieller Saphenusdurchstromlappen ohne direkten venösen Abfluß (Tier Nr. 20). **a** In den Hebungsdefekt zurückgenäht, Lappen schon leicht livide, deutlich sichtbarer Gefäßverlauf im Lappen. **b** Am 2. postoperativen Tag. Sichtbare Dunkelverfärbung und Schwellung des Lappens. **c** Am 4. postoperativen Tag. Weiterhin noch livide Verfärbung, aber noch bestehende Durchblutung des Lappens. **d** Am 8. postoperativen Tag. Schwellung und livide Verfärbung des Lappens zurückgegangen. **e** Am 10. postoperativen Tag. Gute Durchblutung des Lappens. **f** Am 21. postoperativen Tag. Der arterielle Saphenusdurchstromlappen ist vollständig eingeheilt

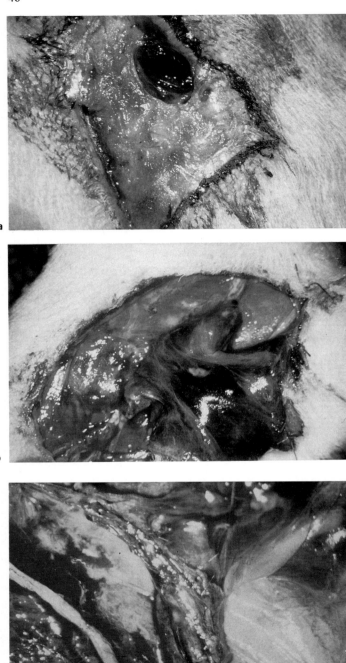

Abb. 17 a–c

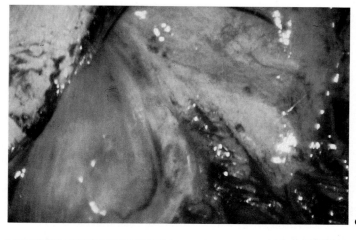

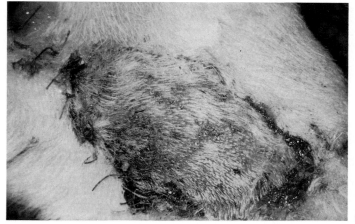

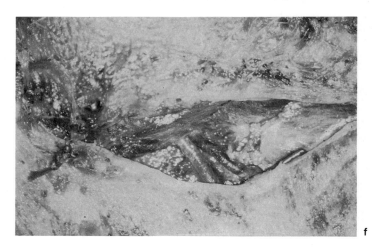

Abb. 17 d–f

vollständigen Einheilung des Lappens bis auf kleine Randnekrosen, die aber der Sekundärheilung überlassen werden konnten (Abb. 17 e).

Ein Tier wurde am 2. postoperativen Tag erneut operiert und der Lappen selbst bzw. der Gefäßstiel inspiziert. Es fanden sich dabei voll gestaute und prall gefüllte Venen, besonders im distalen Lappengefäßstiel. Sämtliche Venen, auch die im Lappen, waren aber nicht thrombosiert und zeigten nur eine dunkelbläuliche Farbe im Sinne einer venösen Abflußstörung (Abb. 17 b).

Ein Tier wurde am 7. postoperativen Tag ebenfalls noch einmal operiert und wiederum der Lappen und der Gefäßstiel inspiziert. Der Lappen selbst hatte schon eine rötlich-bläuliche Farbe angenommen und zeigte auch nicht mehr die vermehrte Anschwellung. Bei diesem Tier waren die Venen nur noch etwas stärker gefüllt, aber nicht thrombosiert (Abb. 17 c). Auch die Farbe des venösen Blutes war nicht mehr so dunkelblau wie bei dem Tier, welches am 2. postoperativen Tag nachoperiert worden war.

Ein weiteres Tier wurde am 9. postoperativen Tag nochmals operiert. Der Lappen zeigte eine rötlich-livide Farbe. Die V. saphena sowie das gesamte Venensystem waren normal gefüllt (Abb. 17 d).

Erklärt werden kann diese Abnahme des gestauten Venensystems durch schon erfolgte Gefäßeinsprossungen vom Wundgrund und von den Rändern her, über welche ein venöser Abfluß jetzt möglich geworden war. Der venöse Abfluß aus dem Lappen bis zum Zeitpunkt der Gefäßeinsprossung vom Wundgrund und von den Rändern her muß über die vermuteten arteriovenösen Anastomosen erfolgt sein (Tabelle 5).

◀―――――――――――

Abb. 17. Arterieller Saphenusdurchstromlappen ohne direkten venösen Abfluß. **a** Teilweise durch Selbstverstümmelung angefressen; 6. postoperativer Tag, Lappen selbst noch durchblutet (Tier Nr. 8). **b** Inspektion des Gefäßstieles am 2. postoperativen Tag (Tier Nr. 40). **c** Inspektion des Gefäßstieles am 7. postoperativen Tag. Venensystem nur noch etwas stärker gefüllt, aber nicht thrombosiert (Tier Nr. 41). **d** Inspektion des distalen Gefäßstieles am 9. postoperativen Tag. Venensystem normal gefüllt; keine venöse Thrombose (Tier Nr. 44). **e** Arterieller Saphenusdurchstromlappen ohne direkten venösen Abfluß am 4. postoperativen Tag mit kleinen Randnekrosen; Lappen aber gut durchblutet (Tier Nr. 5). **f** Inspektion des distalen Gefäßstieles am 3. postoperativen Tag, Lappen durch Selbstverstümmelung teilweise abgefressen, aber noch durchblutet. Vene mit Mikroclip markiert (Tier Nr. 7)

Abb. s. S. 46/47

Tabelle 5. Versuchstiere: Ratten. Gruppe IV (arterieller Saphenusdurchstromlappen ohne direkten venösen Abfluß)

Versuchstier (Nr.)	Überlebensdauer (Tage)	Einheilung des Lappens
2	1	Selbstverstümmelung, Lappen nekrotisch
5	17	Voll eingeheilt
6	1	Verstorben
7	3	Selbstverstümmelung, Lappen noch durchblutet
8	6	Selbstverstümmelung, Lappen noch durchblutet
9	OP-Tag	Verstorben
15	23	Voll eingeheilt
16	23	Voll eingeheilt
17	23	Voll eingeheilt
20	21	Voll eingeheilt
22	21	Voll eingeheilt
40	2	Lappen prall und dunkelblau, aber durchblutet; Venen gestaut, aber nicht thrombosiert
41	7	Lappen rötlich-bläulich, deutliche Durchblutung, Venen stark gefüllt, nicht thrombosiert
44	9	Lappen rötlich, deutliche Durchblutung, Venen normal gefüllt

5.4.5 Gruppe V (arterieller, proximal gestielter Saphenusendstromlappen ohne direkten venösen Abfluß)

Nach standardisierter Hebung des Saphenuslappens wurde in dieser Gruppe der distale Gefäßstiel vollkommen durchtrennt. Am proximalen Gefäßstiel wurde ebenfalls die V. saphena durchtrennt und nur die A. saphena in üblicher Weise erhalten. Somit war ein arterieller, proximal gestielter Endstromlappen ohne direkten venösen Abfluß entstanden (Abb. 18). Das in den Lappen strömende arterielle Blut konnte weder über den distalen Gefäßstiel noch über das Venensystem direkt abfließen.

In dieser Gruppe wurden 5 Tiere operiert. Eine Ratte verstarb am 1. postoperativen Tag. Bei den anderen Tieren war der Lappen am 4. postoperativen Tag vollkommen schwarz (Abb. 19) und schon eingetrocknet. Eine Durchblutung konnte nicht mehr nachgewiesen werden (Tabelle 6).

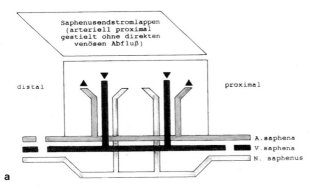

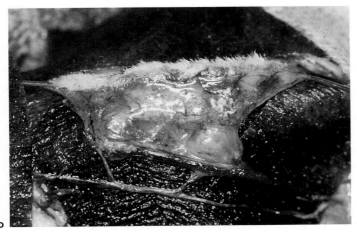

Abb. 18. a Gruppe V: Arterieller, proximal gestielter Saphenusendstromlappen ohne direkten venösen Abfluß. **b** Gehobener arterieller, proximal gestielter Saphenusendstromlappen ohne direkten venösen Abfluß

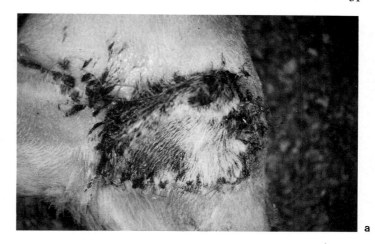

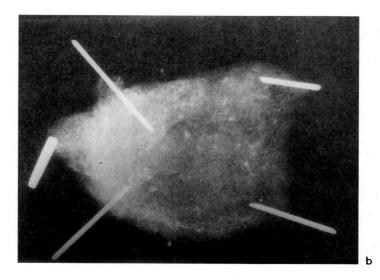

Abb. 19. a Vollkommen nekrotischer arterieller, proximal gestielter Saphenusendstromlappen ohne direkten venösen Abfluß am 4. postoperativen Tag (Tier Nr. 26). **b** Röntgendarstellung der Gefäße nach Füllung mit 30%iger Mikropaquelösung. Weder A. und V. saphena noch Hautäste sind im Lappen vorhanden, da eine vollständige Lappennekrose vorliegt (Tier Nr. 26)

Tabelle 6. Versuchstiere: Ratten. Gruppe V (arterieller, proximal gestielter Saphenusendstromlappen ohne direkten venösen Abfluß)

Versuchstier (Nr.)	Überlebensdauer (Tage)	Einheilung des Lappens
3	4	Lappen schwarz, eingetrocknet, nicht mehr durchblutet, nekrotisch
4	4	Lappen schwarz, eingetrocknet, nicht mehr durchblutet, nekrotisch
25	1	Verstorben, Lappen schon schwarz, nekrotisch
26	4	Lappen schwarz, eingetrocknet, nicht mehr durchblutet, nekrotisch
27	4	Lappen schwarz, eingetrocknet, nicht mehr durchblutet, nekrotisch

5.4.6 Gruppe VI (arterieller Saphenusdurchstromlappen ohne direkten venösen Abfluß und ohne Verbindung zwischen A. und V. saphena)

Nach standardisierter Hebung des Saphenuslappens wurde die V. saphena in ganzer Länge von der A. saphena abpräpariert, so daß eine Verbindung der V. saphena weder mit dem Lappen noch mit der A. saphena vorhanden war. Die A. saphena dagegen wurde sowohl im proximalen als auch im distalen Gefäßstiel in üblicher Weise erhalten. Es entstand somit ein arterieller Durchstromlappen ohne direkten venösen Abfluß und ohne Verbindung zwischen A. und V. saphena (Abb. 20). Die Möglichkeit

Tabelle 7. Versuchstiere: Ratten. Gruppe VI (arterieller Saphenusdurchstromlappen ohne direkten venösen Abfluß und ohne Verbindung zwischen A. und V. saphena)

Versuchstier (Nr.)	Überlebensdauer (Tage)	Einheilung des Lappens
13	3	Lappen schwarz, eingetrocknet, keine Durchblutung, nekrotisch
14	4	Lappen schwarz, eingetrocknet, keine Durchblutung, nekrotisch
24	3	Lappen schwarz, eingetrocknet, keine Durchblutung, nekrotisch
42	4	Lappen schwarz, eingetrocknet, keine Durchblutung, nekrotisch
43	4	Lappen schwarz, eingetrocknet, keine Durchblutung, nekrotisch

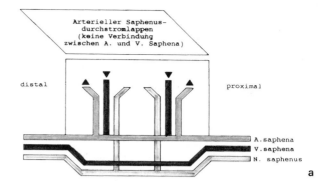

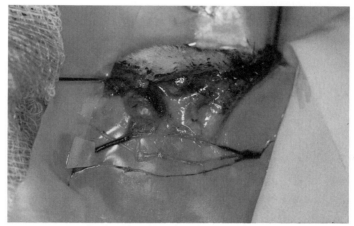

Abb. 20. a Gruppe VI: Arterieller Saphenusdurchstromlappen ohne direkten venösen Abfluß und ohne Verbindung zwischen A. und V. saphena. **b** Gehobener arterieller Saphenusdurchstromlappen ohne direkten venösen Abfluß und ohne Verbindung zwischen A. und V. saphena. Die V. saphena ist vollständig vom Lappen abpräpariert

eines venösen Abflusses aus dem Lappen über Verbindungen zwischen A. und V. saphena war somit nicht vorhanden.

In dieser Gruppe wurden 5 Tiere operiert. Alle Lappen zeigten sich am 3. bzw. am 4. postoperativen Tag vollkommen schwarz und waren eingetrocknet und nekrotisch (Abb. 21). Auch hier konnte eine Durchblutung des Lappens nicht mehr nachgewiesen werden (Tabelle 7).

5.5 Befunde

Bei insgesamt 40 Ratten wurden verschiedene arterielle und venöse Gefäßversorgungen des Saphenuslappens vorgenommen und die Einheilung der in den Hebungsdefekt zurückgenähten Lappen überprüft. Die Saphenuslappenhebung war unter den gleichen Bedingungen in einer standardisierten Methode vorgenommen worden. Die

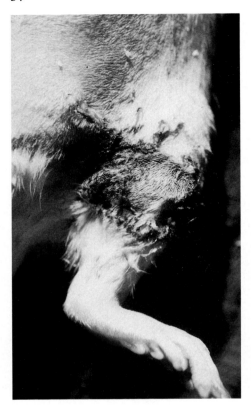

Abb. 21. Nekrotischer arterieller Saphenusdurchstromlappen ohne direkten venösen Abfluß und ohne Verbindung zwischen A. und V. saphena am 4. postoperativen Tag (Tier Nr. 14)

einzige Variante bestand in den jeweils verschiedenen Anordnungen der arteriellen und venösen Gefäßverbindungen.

Eine problemlose und komplikationslose Einheilung war bei dem doppelt gestielten Saphenusdurchstromlappen sowie bei dem jeweils distal oder proximal gestielten Saphenusendstromlappen mit direktem venösem Abfluß zu beobachten. Die Einheilung des distal gestielten Saphenusendstromlappens mit direktem venösem Abfluß ergab Aufschluß und Bestätigung, daß es sich bei dem Saphenuslappen um einen kutanen Durchstromlappen handelte.

Auch die Einheilung beim reinen arteriellen Durchstromlappen ohne direkten venösen Abfluß war gegeben, nicht jedoch beim arteriellen proximal gestielten Endstromlappen ohne direkten venösen Abfluß. Ebenfalls fand keine Einheilung statt beim arteriellen Durchstromlappen ohne direkten venösen Abfluß und ohne Verbindung zwischen A. und V. saphena.

Die Erklärung schien in den arteriovenösen Verbindungen zwischen A. und V. saphena zu liegen. Über diese Verbindungen mußte ein indirekter venöser Abfluß aus dem arteriellen Saphenusdurchstromlappen möglich sein. Diese Verbindungen waren bei den operierten Tieren in der Gruppe VI, bei denen ein arterieller Saphenusdurchstromlappen ohne direkten venösen Abfluß und ohne Verbindung zwischen A. und V. saphena vorlag, vollständig unterbrochen worden. Deshalb waren hier kein Überleben und keine Einheilung des Lappens möglich. Eine Nekrose des Lappens war zwangsläufig gegeben.

Auch bei den Versuchstieren der Gruppe V, bei denen ein arterieller, proximal gestielter Saphenusendstromlappen ohne direkten venösen Abfluß vorlag, konnten ein Überleben und eine Einheilung nicht erfolgen, weil ein arterieller Abfluß aus dem Lappen nicht vorhanden war und daher über die zwar noch vorhandenen arteriovenösen Verbindungen kein indirekter venöser Abfluß mehr möglich war.

5.6 Anatomische lichtmikroskopische Darstellung der arteriovenösen Anastomosen im Saphenuslappen der Ratte und des Kaninchens

Die in der Literatur angegebenen Darstellungsverfahren der arteriovenösen Anastomosen, wie z.b. das Injektionspräparat, bei welchem gefärbte oder erstarrende Massen wie Tusche, Gelatine, Gummilösungen oder Kunstharze von größeren Arterien oder gleichzeitig von der venösen Seite her in das lebende, überlebende oder bereits abgestorbene Organ injiziert werden, sind nicht unumstritten (Staubesand 1968).

Auch röntgenologische Darstellungen sowie die Auswertung einzelner histologischer Schnittfolgepräparate stellen nicht unbedingt sicher einen Beweis für das Vorhandensein der arteriovenösen Anastomosen dar (Piiper u. Schoebel 1954; Luckner 1955; Staubesand u. Hammersen 1956; Clara 1956; Hammersen u. Staubesand 1961).

5.6.1 Injektionsverfahren mit nachfolgender röntgenologischer und histologischer Untersuchung

Bei 10 Versuchstieren – bis auf diejenigen der Gruppe VI, bei denen die V. saphena von der A. saphena abpräpariert wurde und somit die arteriovenösen Anastomosen durchtrennt waren – wurde versucht, durch Injektion eine Darstellung der Verbindung zwischen A. und V. saphena zu erreichen. Ausgenommen von dieser Untersuchung wurden außerdem auch die verstorbenen Tiere und jene, die wegen Selbstverstümmelung getötet werden mußten.

Am Sektionstag erfolgte eine Perfusion mit 60 ml 30%iger verdünnter Mikropaquelösung. Dafür wurde die Aorta abdominalis unterbunden und nach distal ein 1,0 mm starker Katheter eingeführt. Nach Injektion von 10 ml Mikropaquelösung wurde dann die V. cava eröffnet und die restlichen 50 ml der Lösung unter leichtem Druck rasch injiziert. Die Saphenuslappen wurden danach in der üblichen Technik gehoben und in 4%iger Formalinlösung aufbewahrt. Die Gefäßstiele wurden entweder unterbunden oder mit Mikroclips verschlossen, um ein Auslaufen der Mikropaquelösung aus dem Lappen zu verhindern. Noch am gleichen Tag erfolgte die röntgenologische Untersuchung der Lappen in 2 Ebenen.

Bei der Präparation der Lappen nach Perfusion mit der verdünnten Mikropaquelösung konnten unter dem Mikroskop neben der A. saphena auch die zum Lappen hin-

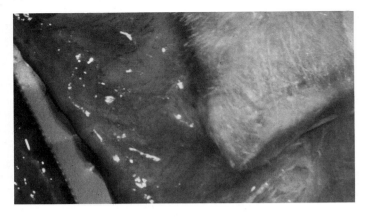

Abb. 22. Mit 30%iger Mikropaquelösung gefülltes Gefäßsystem eines arteriellen Saphenusdurchstromlappens ohne direkten venösen Abfluß am 21. postoperativen Tag. Die im Septum zur Haut verlaufenden feinen Gefäße sind gut zu erkennen

ziehenden Gefäße gut dargestellt werden (Abb. 22). Das venöse System war aber nicht oder nur unzureichend gefüllt.

Die vorgenommenen Röntgenuntersuchungen der jeweiligen mit Mikropaquelösung perfundierten Saphenuslappen konnten keine Darstellung der vermuteten arteriovenösen Anastomosen (Abb. 23) zwischen A. und V. saphena erbringen.

Auch vorgenommene histologische Schnittfolgen der Saphenuslappen ließen arteriovenöse Verbindungen nicht sicher erkennen.

Perfusionen sowie anschließende röntgenologische und histologische Untersuchungen waren bei dem Saphenuslappen keine geeigneten Methoden, um die arteriovenösen Verbindungen zwischen A. und V. saphena darzustellen.

5.6.2 Licht- und lupenmikroskopische Untersuchungen

Besser geeignet schien die Untersuchung der Saphenuslappen mit dem Lichtmikroskop. Dafür wurden insgesamt 17 Ratten aus den Gruppen I, II, III und IV untersucht sowie alle Tiere, bei denen eine Druckmessung vorgenommen wurde. Außerdem erfolgte die Untersuchung bei 5 Kaninchen, bei denen ebenfalls eine Druckmessung erfolgte. Zunächst wurde dafür der Gefäßstiel unter dem Lichtmikroskop mit 25facher Vergrößerung sorgfältig präpariert. Arteriovenöse Anastomosen zwischen der A. und V. saphena der Ratte und des Kaninchens konnten unter dem Mikroskop dargestellt werden (Abb. 24). Dabei wurden A. und V. saphena nur stumpf präpariert und vorsichtig unter leichter Spannung mit 2 Mikropinzetten auseinandergezogen und dann mittels feinster Nadeln auf einer Pappkartonschablone fixiert (Abb. 25).

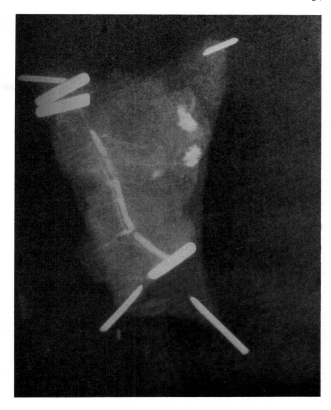

Abb. 23. Röntgenuntersuchung eines mit 30%iger Mikropaquelösung gefüllten Gefäßsystems eines arteriellen Saphenusdurchstromlappens ohne direkten venösen Abfluß. Arteriovenöse Verbindungen sind nicht darzustellen

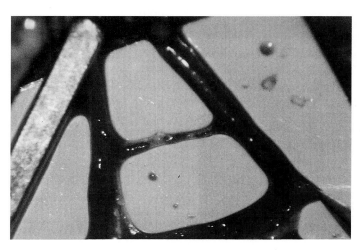

Abb. 24. Arteriovenöse Anastomose zwischen A. saphena *(links)* und V. saphena *(rechts)* der Ratte; lichtmikroskopische Untersuchung bei 40facher Vergrößerung

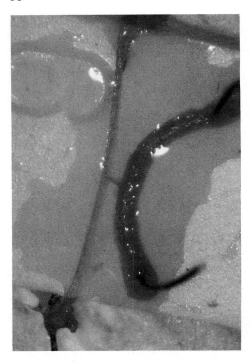

Abb. 25. Arteriovenöse Anastomose zwischen A. saphena *(links)* und V. saphena *(rechts)* des Kaninchens; lichtmikroskopische Untersuchung bei 25facher Vergrößerung

5.7 Anatomische rasterelektronenmikroskopische Darstellung der arteriovenösen Anastomosen im Saphenuslappen der Ratte und des Kaninchens

Die so hergestellten Präparate wurden dann auch unter dem Rasterelektronenmikroskop nach der üblichen Präparationsbehandlung untersucht.

Sowohl beim Saphenuslappen der Ratte (Abb. 26) als auch beim Kaninchen (Abb. 27) konnten eine oder mehrere arteriovenöse Anastomosen vom Typ der Brückenanastomose nach Staubesand u. Hammersen (1956) zwischen der A. und V. saphena aufgefunden werden. Dabei handelte es sich immer um direkt verlaufende Gefäßverbindungen. Ihre Lokalisationen im Gefäßverlauf der A. und V. saphena waren unterschiedlich und nicht konstant. Es konnten sowohl im proximalen als auch im distalen Bereich des Saphenuslappens die arteriovenösen Anastomosen zwischen der A. und V. saphena gefunden werden.

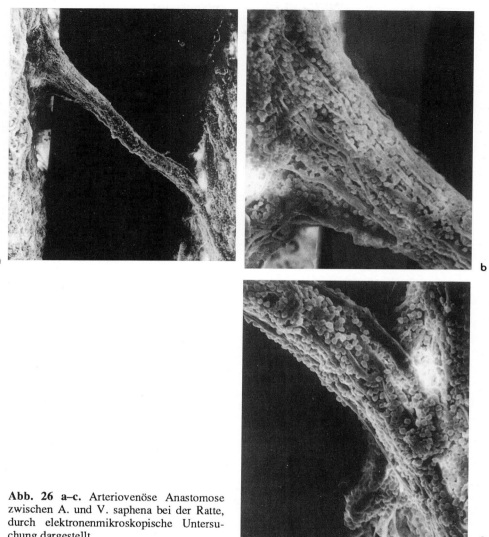

Abb. 26 a–c. Arteriovenöse Anastomose zwischen A. und V. saphena bei der Ratte, durch elektronenmikroskopische Untersuchung dargestellt

5.8 Funktionsweise (Physiologie) der arteriovenösen Anastomosen im arteriellen Saphenusdurchstromlappen

Nachdem der Beweis anhand der Untersuchung im Lichtmikroskop sowie im Rasterelektronenmikroskop erbracht werden konnte, daß arteriovenöse Anastomosen im Saphenuslappen der Ratte und des Kaninchens vorhanden waren, konnte ein indirekter venöser Abfluß über diese Verbindungen zwischen A. und V. saphena beim arteriellen Durchstromlappen ohne direkten venösen Abfluß angenommen werden. Die experimentell gefundenen Lappennekrosen beim arteriellen Durchstromlappen ohne direk-

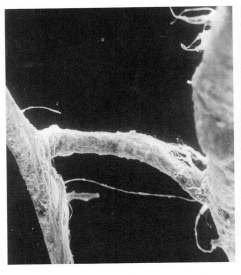
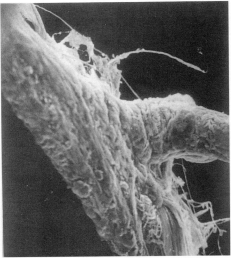
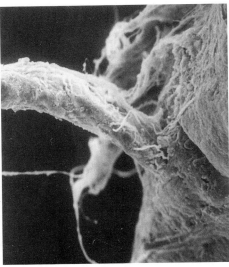

Abb. 27 a–c. Arteriovenöse Anastomose zwischen A. und V. saphena beim Kaninchen, durch elektronenmikroskopische Untersuchung dargestellt

ten venösen Abfluß und mit vollständiger Ablösung der V. saphena von der A. saphena (Gruppe VI), bei denen diese arteriovenösen Verbindungen unterbrochen wurden, sprachen ebenfalls für diese Theorie. Auch die Lappennekrosen, die beim arteriellen Endstromlappen ohne direkten venösen Abfluß (Gruppe V) gefunden wurden, gaben einen Hinweis darauf. Die arteriovenösen Verbindungen waren zwar in dieser Gruppe erhalten gewesen, über sie konnte aber ein indirekter venöser Abfluß nicht erfolgen, weil der arterielle Abfluß aus diesen Lappen unterbrochen war.

Tischendorf u. Curri (1956) konnten feststellen, daß es in den arteriovenösen Anastomosen auch zu einer Stromumkehr, d.h. zu einem Rückfluß von den Venen in die Arterien, kommen konnte, wenn eine Druckerhöhung, welche die arteriellen Druckwerte überstieg, in dem Venensystem erzeugt wurde. Diese Funktionsweise mußte auch bei den arteriovenösen Anastomosen im arteriellen Saphenusdurchstromlappen ohne direkten venösen Abfluß angenommen werden. Der Anstieg des venösen Druckwertes im Lappen mußte eine Höhe erreichen, die über den jeweiligen diastolischen Druckwerten in der A. saphena lag. Nur in diesem Fall konnte es während der Phase der Druckunterschiede zwischen systolischen und diastolischen Werten der A. saphena zu einer Stromumkehr in den arteriovenösen Anastomosen kommen. Somit kam es zu einem indirekten venösen Abfluß aus dem Lappen wieder in das arterielle System.

Zur Überprüfung und Bestätigung dieser Theorie, daß es im Venensystem des arteriellen Saphenusdurchstromlappens ohne direkten venösen Abfluß zu einem Druckanstieg kam, der über den diastolischen Werten der A. saphena lag, wurden in experimentellen Untersuchungen arterielle und venöse Druckmessungen an der Ratte und am Kaninchen vorgenommen.

Nach standardisierter Saphenuslappenhebung wurde ein arterieller Durchstromlappen mit Unterbindung der V. saphena im distalen Gefäßstiel geschaffen. Im proximalen Gefäßstiel des Lappens wurde die V. saphena von der A. saphena auf einer Länge von 1 cm freipräpariert, um hier bei den venösen Druckmessungen eine Gefäßklemme ansetzen zu können.

Unter dem Mikroskop erfolgten die Eröffnung der V. saphena im distalen Gefäßstiel und das Einbringen eines 0,6 mm starken Katheters. Zur Vermeidung einer Venenwandschädigung erfolgte das Vorschieben des Katheters unter ständiger Injektion von physiologischer Kochsalzlösung. Der Katheter wurde bis zum distalen Lappenrand eingebracht und dann mit 6 x 0 Nylonnähten an der V. saphena fixiert (Abb. 28).

Die arteriellen systolischen und diastolischen Druckwerte wurden an der kontralateralen A. saphena gemessen. Diese wurde durch einen längsverlaufenden Hautschnitt aufgesucht und in einer Länge von 2 cm freipräpariert. Nach distal wurde die A. saphena mit einem 6 x 0 Nylonfaden ligiert. Nach Anlage einer Arteriotomie konnte ein Katheter 0,6 mm im Durchmesser nach proximal eingeschoben werden. Dieser Katheter wurde dann in gleicher Höhe an der unteren Extremität plaziert, in welcher der an der Gegenseite in die V. saphena geschobene Katheter lag. Die sowohl

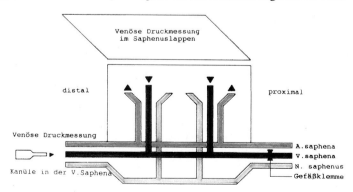

Abb. 28. Schematische Darstellung der Druckmessung im arteriellen Saphenusdurchstromlappen ohne direkten venösen Abfluß. Die V. saphena ist im proximalen Gefäßstiel abgeklemmt

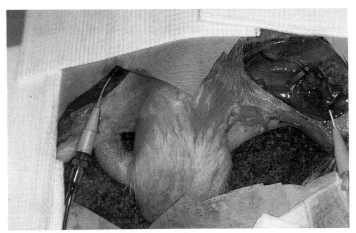

Abb. 29. Katheter in der V. saphena des arteriellen Durchstromlappens ohne direkten venösen Abfluß. Die V. saphena ist im proximalen Gefäßstiel abgeklemmt *(rechts)*. Katheter auch in der A. saphena *(links)*

in die A. saphena als auch in die V. saphena eingebrachten Katheter wurden daraufhin über einen Einmaldruckaufnehmer an ein Druckmeßgerät angeschlossen (Abb. 29).

Zur Vermeidung von Thromben wurden sowohl in die A. und V. saphena als auch in die mit dem Meßgerät verbundenen Druckaufnehmer 100 IE Liquemin, mit 5 ml physiologischer Kochsalzlösung verdünnt, injiziert. Eine höhere Konzentration des Liquemins wurde nicht gewählt, da angenommen werden mußte, daß Blutungen aus den Lappenrändern aufträten, die ein exaktes Meßergebnis verfälschen würden.

Die erzielten Meßwerte der arteriellen und venösen Druckmessungen wurden entweder auf einem Zweikanalschreiber oder auf einem Blutdruckmonitor aufgezeichnet.

5.8.1 Arterielle und venöse Druckmessungen an der Ratte

Die systolischen Drücke der A. saphena lagen bei 7 untersuchten Ratten bei Werten zwischen 71 und 54 mmHg, abhängig von der jeweiligen Tiefe der Narkose. Die diastolischen Werte lagen zwischen 59 und 45 mmHg. Die Druckmessungen wurden langzeitmäßig bis zu 6 h am narkotisierten Tier vorgenommen.

Die Venendruckmessung in der V. saphena des Lappens konnte an 6 Ratten durchgeführt werden (Abb. 30). Bei 1 Tier gelang das Einbringen des Katheters in die V. saphena nicht. Druckwertmessungen bei den Kaninchen ergaben ähnliche Ergebnisse.

Der Venendruck im Lappen mit offener proximaler V. saphena lag zwischen 9 und 18 mmHg (Abb. 31).

Nach dem Abklemmen der V. saphena am proximalen Stiel und somit der Umwandlung in einen arteriellen Durchstromlappen ohne direkten venösen Abfluß, kam es zu einem stetigen Anstieg des venösen Druckes im Lappen. Nach 8–10 min lag der venöse Druck jeweils über den diastolischen Druckwerten (Abb. 32), die in der kontralateralen A. saphena gemessen wurden. Dabei konnten Druckwerte von

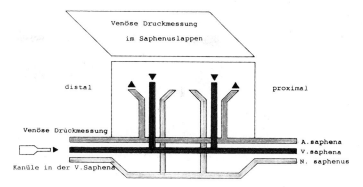

Abb. 30. Schematische Darstellung der Venendruckmessung im Saphenuslappen mit direktem venösem Abfluß

49–57 mmHg gemessen werden. Diese waren somit 1–4 mmHg höher als der diastolische Druckwert (Abb. 33).

Wurde die Gefäßklemme an der V. saphena am proximalen Gefäßstiel wieder entfernt und war somit ein venöser Abfluß aus dem Lappen gewährleistet, sank auch der venöse Druck wieder auf den Ausgangswert von 9–18 mmHg innerhalb von 3–5 s ab. Anstieg und Abfall des venösen Druckes im Lappen konnte durch Anlegen bzw. Abnehmen der Gefäßklemme an der V. saphena am proximalen Gefäßstiel des Lappens immer wieder reproduziert werden (Abb. 34).

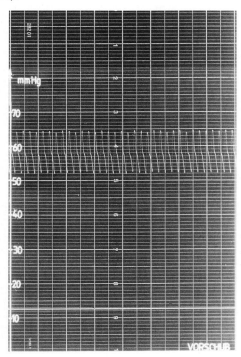

Abb. 31. Systolischer Druck in der A. saphena 64 mmHg; diastolischer Druckwert bei 52 mmHg. Der venöse Druckwert liegt bei 12,5 mmHg (Kaninchen, Tier Nr. 4)

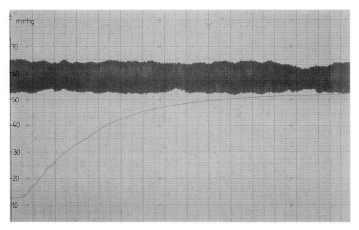

Abb. 32. Nach Abklemmen der proximalen V. saphena ständiges Ansteigen des Druckes in der V. saphena von 12,5 auf 53 mmHg (Kaninchen, Tier Nr. 4)

Der venöse Druck im arteriellen Saphenusdurchstromlappen ohne direkten venösen Abfluß blieb immer bei einem konstanten Wert von 49–57 mmHg (Abb. 35) und lag somit deutlich unter den systolischen Druckwerten in der kontralateralen A. saphena, die zwischen 54 und 71 mmHg gemessen wurden, also um 4–14 mmHg höher lagen.

Wurde aber der arterielle Durchstromlappen in einen Endstromlappen umgewandelt, in dem am distalen Gefäßstiel die A. saphena abgeklemmt wurde (Abb. 36), stiegen die venösen Drücke im Lappen auf 51–60 mmHg an. Sie lagen somit im arteriellen Endstromlappen um 2–3 mmHg höher als im arteriellen Durchstromlappen ohne direkten venösen Abfluß (Abb. 37). Bei Abnahme der Gefäßklemme von der A. saphena am distalen Lappengefäßstiel und somit wieder Umwandlung von einem ar-

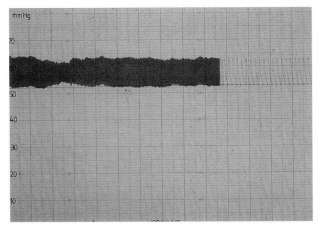

Abb. 33. Der Druckwert in der abgeklemmten V. saphena des Lappens liegt über dem diastolischen Druck der A. saphena der kontralateralen Seite (Kaninchen, Tier Nr. 4)

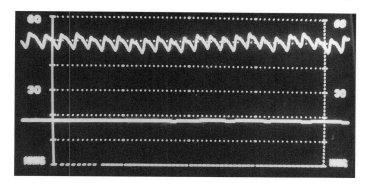

Abb. 34. Diastolischer und systolischer Druckwert der A. saphena sowie Druckwert der V. saphena im Lappen (18 mmHg) (Ratte, Tier Nr. 46)

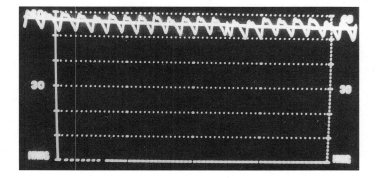

Abb. 35. Der Druck in der V. saphena des arteriellen Durchstromlappens ohne direkten venösen Abfluß ist auf Werte von 54–56 mmHg angestiegen, welche deutlich über den diastolischen Druckwerten der A. saphena liegen (Ratte, Tier Nr. 28)

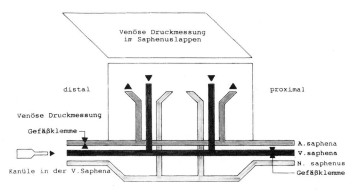

Abb. 36. Schematische Darstellung der Venendruckmessung in der V. saphena des arteriellen Endstromlappens (proximal gestielt) ohne direkten venösen Abfluß. Die A. saphena ist im distalen Gefäßstiel abgeklemmt

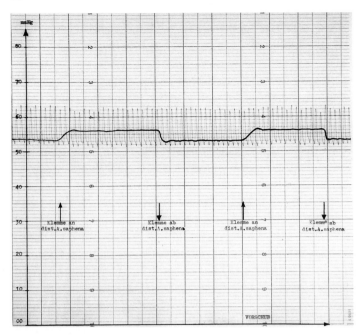

Abb. 37. Anstieg des Druckwertes in der V. saphena um 2–3 mmHg nach Abklemmen der distalen A. saphena des Lappens und somit Vorliegen eines arteriellen Endstromlappens ohne direkten venösen Abfluß

Tabelle 8. Versuchstiere: Ratte. Druckmessungen (A. saphena und V. saphena)

Nr.	A. saphena systolisch[a]/ diastolisch (mm Hg)	V. saphena ohne Abklemmung[b] (mm Hg)	V. saphena mit Abklemmung[c] (mm Hg)	V. saphena mit zusätzlicher distaler Abklemmung der A. saphena[d] (mm Hg)
11	67/55	13–14	56–57	59–60
12	65/53	9–10	54–55	57–58
23	70/55	Keine Messung möglich, da Punktion der V. saphena mißlungen		
28	71/52	10–11	54–56	60–61
45	63/53	9–10	53–54	58–59
46	54/45	17–18	49–50	51–52
47	61/50	15–16	51–52	54–55

[a] Arterielle Druckwerte in der A. saphena der kontralateralen Seite der Extremität, an welcher der standardisierte Saphenuslappen gehoben wurde.
[b] Venöser Druckwert der V. saphena des Lappens.
[c] Anstieg des venösen Druckwertes in der V. saphena nach Abklemmung.
[d] Druckwerte in der V. saphena des Lappens nach Umwandlung des arteriellen Durchstromlappens ohne direkten venösen Abfluß in einen arteriellen Endstromlappen durch Abklemmung der distalen A. saphena am Lappen.

teriellen Endstromlappen in einen arteriellen Durchstromlappen ohne direkten venösen Abfluß, fielen die venösen Drücke sofort wieder um die jeweils angestiegenen Werte von 2–3 mmHg (Tabelle 8).

5.8.2 Arterielle und venöse Druckmessungen am Kaninchen

Die Druckmessungen wurden an 5 Kaninchen mit einem Körpergewicht zwischen 2,4 und 2,6 kg vorgenommen.

Auch bei den Kaninchen konnte ohne Probleme ein Saphenuslappen in der standardisierten Hebung präpariert werden. In der rasterelektronenmikroskopischen und lichtmikroskopischen Untersuchung konnten bei den Kaninchen arteriovenöse Anastomosen zwischen der A. und V. saphena gefunden werden, so daß bei den Kaninchen die gleichen Bedingungen wie bei den Ratten angenommen werden konnten.

Die Gefäßverhältnisse bei den Kaninchen waren weitaus günstiger als bei den operierten Ratten. So hatte die A. saphena einen Durchmesser von 0,8–1,1 mm, die V. saphena einen Durchmesser von 0,9–1,2 mm im Lappenbereich. Die Einführung eines 0,6 mm starken Katheters sowohl in die kontralaterale A. saphena als auch in die V. saphena im distalen Gefäßstiel des Lappens war ohne Probleme möglich. Daher konnte auch davon ausgegangen werden, daß eine Gefäßwandschädigung durch Einbringen der jeweiligen Katheter nicht verursacht wurde.

Bei den 5 untersuchten Tieren lagen die systolischen Drücke der kontralateralen A. saphena bei Werten zwischen 65 und 76 mmHg, die diastolischen Werte bei 48–58 mmHg, wiederum abhängig von der jeweiligen Tiefe der Narkose.

Die V. saphena des Saphenuslappens wurde im distalen Gefäßstiel vollständig durchtrennt, am proximalen Gefäßstiel wurde sie nach Präparation auf einer Länge von 1 cm nur mit einer Gefäßklemme abgeklemmt. Dies ließ ebenfalls die Möglichkeit offen, an einem Tier mehrmals Druckmessungen in der V. saphena vorzunehmen. Die venösen Druckwerte lagen bei offener proximaler V. saphena bei 10–15 mmHg.

Bei allen 5 Tieren konnte ein Anstieg des venösen Druckes in der V. saphena des Lappens auf Werte von 50–61 mmHg gefunden werden, die sich jeweils nach 8–10 min nach Abklemmung der proximalen V. saphena am Lappen konstant einstellten. Alle venösen Werte lagen über den jeweils gemessenen diastolischen Werten der kontralateralen A. saphena, aber noch deutlich unter den systolischen Werten. Dabei fanden sich Druckunterschiede zwischen der V. saphena und den diastolischen Drücken in der A. saphena von 1–3 mmHg.

Wurde nun aber auch die distale A. saphena mit einer Gefäßklemme verschlossen und somit ein arterielles Endstromgebiet im Lappen ohne direkten venösen Abfluß erzeugt und die Möglichkeit des arteriellen Abflusses im Lappen verhindert, stiegen auch die venösen Drücke im Lappen jeweils an. Diese Druckwerte lagen dann bei 53–65 mmHg.

Der venöse Druck lag dabei etwa 7–11 mmHg unter dem systolischen Druck, aber jeweils um 5–7 mmHg über den diastolischen Werten. Wurde die Gefäßklemme an der distalen A. saphena des Lappens nun wieder entfernt, so fiel auch der venöse Druck sofort ab, um sich nur wenig über dem diastolischen Wert der kontralateralen A. saphena wieder auf Werte von 50–61 mmHg einzustellen. Diese venösen Druck-

Tabelle 9. Versuchstiere: Kaninchen. Druckmessungen (A. saphena und V. saphena)

Nr.	A. saphena systolisch[a]/ diastolisch (mm Hg)	V. saphena ohne Abklemmung[b] (mm Hg)	V. saphena mit Abklemmung[c] (mm Hg)	V. saphena mit zusätzlicher distaler Abklemmung der A. saphena[d] (mm Hg)
4	65/52	12–13	52–53	55–56
5	76/58	14–15	59–60	62–63
6	60/48	10–11	50–51	53–54
7	60/51	10–11	52–53	55–56
8	71/58	14–15	60–61	64–65

[a] Arterielle Druckwerte in der A. saphena der kontralateralen Seite der Extremität, an welcher der standardisierte Saphenuslappen gehoben wurde.
[b] Venöse Druckwerte der V. saphena des Lappens ohne Abflußstörung bei erhaltener proximaler V. saphena.
[c] Anstieg des venösen Druckwertes in der V. saphena nach Abklemmung.
[d] Druckwerte in der Lappenvene nach Umwandlung des arteriellen Durchstromlappens ohne direkten venösen Abfluß in einen arteriellen Endstromlappen durch Abklemmung der distalen A. saphena am Lappen.

messungen ließen sich mehrfach durch Ansetzen und Abnehmen der Gefäßklemme wiederholen.

Wurde die Klemme im Bereich der V. saphena proximal am Lappen entfernt und war der venöse Abfluß aus dem Lappen nicht mehr unterbrochen, so fiel sofort der venöse Druckwert im Lappen auf die Ausgangswerte von 10–15 mmHg ab.

Bei allen 5 operierten Tieren konnten so die Druckmessungen öfter vorgenommen werden, wobei jeweils bei einem Tier die verschiedenen Druckmessungen bis zu 10mal vorgenommen wurden und eine genügende Anzahl vergleichbarer und reproduzierbarer Druckmessungen möglich war (Tabelle 9).

Sowohl die Druckmessungen an den Ratten als auch an den Kaninchen zeigten auf, daß im arteriellen Saphenusdurchstromlappen ohne direkten venösen Abfluß ein Anstieg des venösen Druckes im Lappen auf Werte über die jeweiligen diastolischen Drücke der A. saphena vorhanden war. Die so gemessenen Druckwerte waren konstant und durch Anlegen und Abnehmen von Gefäßklemmen ständig zu reproduzieren. Ein höherer Anstieg der Druckwerte in der V. saphena des Lappens war nicht zu beobachten, weil über die arteriovenösen Anastomosen ein indirekter venöser Abfluß in das arterielle Gefäßsystem möglich war.

Ein Anstieg des venösen Druckes im Lappen war erst dann zu erkennen, wenn aus dem arteriellen Saphenusdurchstromlappen durch Abklemmen der A. saphena am distalen Gefäßstiel ein arterieller Saphenusendstromlappen wurde. Ein indirekter venöser Abfluß über die vorhandenen arteriovenösen Anastomosen aus dem Lappen war dann nicht mehr möglich.

5.8.2.1 Schlußfolgerung

Anhand der Druckmessungen konnte die Funktionsweise der im Licht- und Rasterelektronenmikroskop nachgewiesenen arteriovenösen Anastomosen im Saphenuslappen der Ratte und des Kaninchens aufgezeigt werden. Der venöse Druck stieg über den diastolischen Druckwert der A. saphena. Dabei kam es zu einem kurzfristigen Rückfluß des venösen Blutes des Saphenuslappens über die arteriovenösen Anastomosen in die A. saphena zurück. Im arteriellen Saphenusendstromlappen ohne direkten venösen Abfluß konnte das in die A. saphena zurückgeflossene venöse Blut nicht mehr abtransportiert werden, wohl aber in den arteriellen Saphenusdurchstromlappen ohne direkten venösen Abfluß über die nach distal offene A. saphena.

6 Klinischer Teil

6.1 Einleitung

Am 29.8.1975 wurde am Berufsgenossenschaftlichen Unfallkrankenhaus Hamburg der erste freie Lappen übertragen. Bei einem 35jährigen Patienten wurde die durch eine schwere Quetschverletzung nekrotisch gewordene rechte Fußsohle mit einem freien Leistenlappen gedeckt. Der mikrochirurgische Gefäßanschluß der Lappenarterie (A. circumflexa ilium superficialis) erfolgte in einer End-zu-End-Anastomose an die A. tibialis posterior. Die Begleitvene der Lappenarterie wurde in der End-zu-Seit-Technik an eine große Hautvene anastomosiert. Der Lappen selbst hatte ein Ausmaß von 20 x 13 cm.

In den darauffolgenden Jahren wurden dann nur noch wenige freie Lappen übertragen, wobei in den Jahren 1978–1980 kein einziger freier Lappen mehr operiert worden ist. Dies ist nur mit der damaligen Euphorie in der Replantationschirurgie zu erklären, die andere mikrochirurgische Rekonstruktionsmaßnahmen an den Extremitäten zunächst in den Schatten stellte.

Erst als die Euphorie in der Replantationschirurgie angesichts der zu erzielenden und zu erwartenden funktionellen Ergebnisse abklang, und erst als sich andere Lappenspendergebiete neben dem Leistenlappen und dem Dorsalis-pedis-Lappen auffanden, nahm in der Mikrochirurgie die freie Lappentransplantation zur Sanierung von Weichteildefekten an den Extremitäten einen Stellenwert ein, der heute nicht mehr wegzudenken ist (Abb. 38).

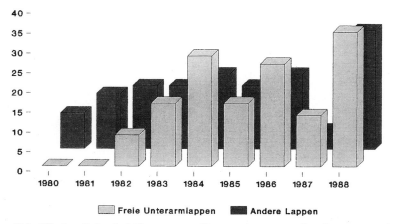

Abb. 38. Anteil der frei übertragenen Unterarmlappen am Berufsgenossenschaftlichen Unfallkrankenhaus Hamburg in den Jahren 1980–1988

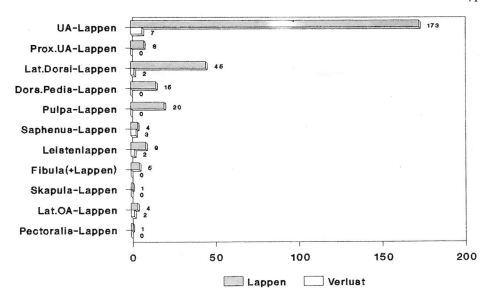

Abb. 39. Am Berufsgenossenschaftlichen Unfallkrankenhaus Hamburg bis Dezember 1988 übertragene Lappen und deren Verluste

Bis Ende 1988 wurden daraufhin am Berufsgenossenschaftlichen Unfallkrankenhaus Hamburg insgesamt 285 freie Lappen und Insellappen übertragen mit einer Einheilungsrate von 94,6%.

Den weitaus größten Anteil dieser freien Lappen nahm der von Yang et al. (1981) beschriebene Unterarmlappen ein, der am 6.7.1982 erstmals am Berufsgenossenschaftlichen Unfallkrankenhaus Hamburg frei mit mikrovaskulären Anastomosen und gleichzeitig mit Nervenanschluß transplantiert werden konnte, um bei einem 47jährigen Patienten einen 12 x 5 cm großen Weichteildefekt an der rechten Fußsohle zu verschließen. So wurden bisher von den 219 freien Lappen 141 freie Unterarmlappen übertragen (Abb. 39), was einem Prozentsatz von 64,4% aller freien Lappen entspricht.

6.2 Patientengut

6.2.1 Geschlechts- und Altersverteilung

Die Geschlechtsverteilung bei den 141 operierten freien Unterarmlappen betrug zwischen männlichen und weiblichen Patienten 9:1 (Abb. 40). Der jüngste Patient war 9 Jahre, der älteste 71 Jahre alt. Das Durchschnittsalter der Patienten betrug 38,2 Jahre. Dabei machten die Patienten im Alter von 20–29 und von 40–49 Jahren mit je 28,4 bzw. 27,7% mehr als die Hälfte aller Patienten aus (56,1%). 13 der operierten Patienten (9,2%) waren über 60 Jahre, 10 der Patienten (7,1%) unter 20 Jahre alt. 20 Patien-

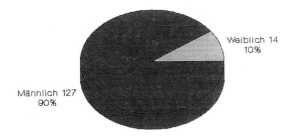

Abb. 40. Geschlechtsverteilung bei den 141 freien Unterarmlappen

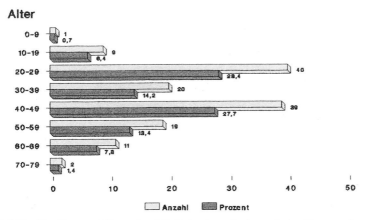

Abb. 41. Altersverteilung der 141 Patienten mit einem freien Unterarmlappen

ten (14,2%) hatten ein Alter von 30–39 Jahren, 19 (13,4%) wiesen ein Alter von 50–59 Jahren auf (Abb. 41).

6.2.2 Vorbehandlung

4 von den 141 freien Unterarmlappen wurden primär am Verletzungstag als „emergency free flap" übertragen. Dabei handelte es sich ausschließlich um Defektverletzungen im Bereich der Hand, bei denen ein sofortiger und definitiver Weichteilverschluß vorgenommen worden war. Bei 69 Patienten (48,9%) lag die Dauer der Vorbehandlung unter 1 Jahr. Bis zu 2 Jahren wurden noch 29 Patienten (20,6%) vorbehandelt, bis zu 3 Jahren 14 Patienten (9,9%), bis zu 4 Jahren 8 Patienten (5,7%) sowie bis zu 5 Jahren 5 Patienten (3,5%). Mehr als 5 Jahre der Vorbehandlung wiesen immerhin noch 16 Patienten (11,4%) auf, wobei der längste ununterbrochene Behandlungszeitraum 46 Jahre und 10 Monate betrug. Hierbei handelte es sich um eine Granatsplitterverletzung im distalen Unterschenkelbereich mit einer nachfolgenden fistelnden Osteitis und einem instabilen Narbenfeld. Die durchschnittliche Behandlungszeit vom Verletzungszeitpunkt bis zur definitiven Weichteilbedeckung mit einem freien Unterarmlappen betrug 39,6 Monate (Abb. 42).

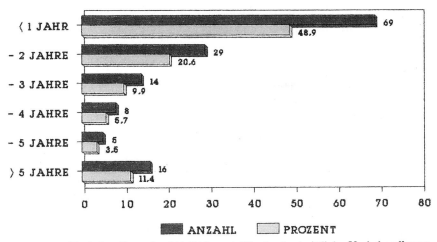

Abb. 42. Dauer der Vorbehandlung der 141 Patienten. Die durchschnittliche Vorbehandlungsdauer betrug 39,6 Monate

Neben den 4 Patienten, bei denen ein „emergency free flap" übertragen worden war, wurde bei weiteren 7 Patienten während des 1. stationären Krankenhausaufenthaltes am Berufsgenossenschaftlichen Unfallkrankenhaus Hamburg die definitive Weichteilrekonstruktion in Form eines freien Lappens vorgenommen. 11 Patienten (7,8%) wiesen somit keinen vorherigen Krankenhausaufenthalt auf.

28 Patienten (19,9%) hatten einen vorherigen Krankenhausaufenthalt zu verzeichnen, 36 Patienten (25,5%) 2 Krankenhausaufenthalte, 25 Patienten (17,7%) 3 Krankenhausaufenthalte. Bei 7 Patienten (5,0%) waren 10 oder mehr stationäre Behand-

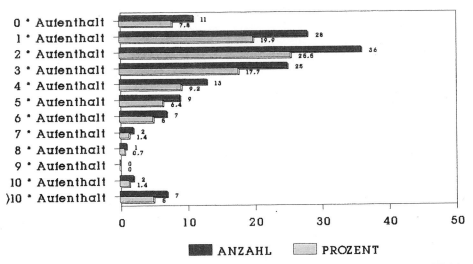

Abb. 43. Anzahl der Krankenhausaufenthalte der 141 Patienten. Bis zum definitiven Weichteilverschluß waren durchschnittlich 3,1 Krankenhausaufenthalte erforderlich

lungen erfolgt, ohne daß es zu einer definitiven Weichteilbedeckung gekommen war. Der durchschnittliche Krankenhausaufenthalt bei den 141 Lappenpatienten lag bei 3,1 bis zum definitiven Weichteildefektverschluß (Abb. 43).

6.2.3 Voroperationen

Nur bei 7 Patienten (4,9%) war eine Voroperationen nicht vorgenommen worden. Bei 21 Patienten (14,9%) waren 10 oder mehr operative Eingriffe erfolgt. Im Durchschnitt sind 5,7 Operationen vorgenommen worden. Bei einer Patientin lag die Zahl der auswärtigen Voroperationen bei 49, die aber trotzdem nicht zu einer definitiven Weichteilbedeckung geführt hatten (Abb. 44).

Bei 48 Patienten (34,0%) waren nur an den Weichteilen operative Maßnahmen erfolgt, bei 10 Patienten (7,1%) waren Operationen nur am Knochen selbst ausgeführt worden ohne jegliche Maßnahmen an den Weichteilen. Bei den restlichen 83 Patienten (58,9%) wurden die operativen Maßnahmen gleichzeitig sowohl an den Weichteilen als auch an den Knochen vorgenommen.

6.2.4 Beschaffenheit des Weichteilschadens

Bei 13 Patienten (9,2%) lag ein oberflächlicher Weichteildefekt oder ein instabiles Narbenfeld vor, jedoch ohne Infektsituation. Bei 5 Patienten (3,5%) war ein tiefer Weichteildefekt mit freiliegendem Knochen vorhanden, wobei auch hier keine Infektsituation zu beobachten war. Bei 46 Patienten (32,6%) war ein infizierter Hautweichteildefekt vorhanden, bei 41 Patienten (29,1%) zusätzlich noch eine infizierte Knochensituation. Bei 36 Patienten (25,6%), also bei 1/4 der operierten Patienten, lagen

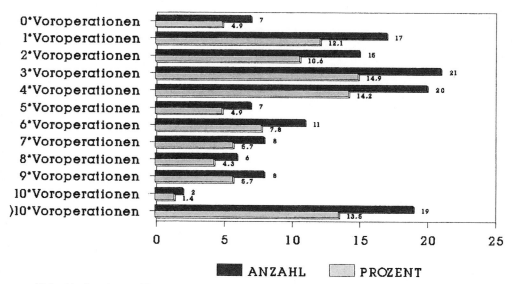

Abb. 44. Anzahl der Voroperationen bei 141 Patienten. Die durchschnittliche Anzahl beträgt 5,7

Tabelle 10. Art des Weichteilschadens (n = 141)

Weichteildefekt, instabile Narbe	13	(9,2%)
Knochenweichteildefekt	5	(3,5%)
Infizierter Hautweichteildefekt	46	(32,6%)
Infizierter Knochenweichteildefekt	41	(29,1%)
Weichteildefekt + infizierte Pseudarthrose	9	(6,4%)
Weichteildefekt + infizierte Defektpseudarthrose	27	(19,2%)

außerdem zusätzlich noch infizierte Knochendefektsituationen neben den Hautweichteildefekten vor. Hierbei wurde zwischen infizierter Pseudarthrose mit einer Knochendefektstrecke < 2 cm (9 Patienten = 6,4%) und infizierten Defektpseudarthrosen mit einer Knochendefektstrecke > 2 cm (27 Patienten = 19,2%) unterschieden (Tabelle 10).

6.2.5 Lokalisation des Weichteilschadens

Bei der Lokalisation der Hautweichteil- oder Knochen-Hautweichteil-Defekte (Tabelle 11) war eine Verteilung von 10:1 zwischen unterer und oberer Extremität vorhanden.

Bei 12 Patienten (8,5%) erfolgte die freie Lappenübertragung an die obere Extremität (Tabelle 12), bei 127 Patienten (90,1%) an die untere Extremität (Tabelle 13). Nur bei 2 Patienten (1,4%) des Krankengutes wurden Lappenübertragungen am Hals bzw. Kopf vorgenommen (Tabelle 11).

Tabelle 11. Lokalisation des Weichteilschadens (n = 141)

Arm	12	(8,5%)
Bein	127	(90,1%)
Kopf	1	(0,7%)
Hals	1	(0,7%)

Tabelle 12. Lokalisation des Weichteilschadens, obere Extremität (n = 12)

Finger	
– dorsal	1
– palmar	1
– zirkulär	2
Hohlhand	3
Handrücken	2
Handgelenk	
– dorsal	1
– palmar	1
Unterarm	1

Tabelle 13. Lokalisation des Weichteilschadens, untere Extremität (n = 127)

Fuß	47	(37,0%)
– Ferse	25	(19,7%)
– Sohle	16	(12,6%)
– Rücken	6	(4,7%)
Sprunggelenk	5	(3,9%)
Unterschenkel	75	(59,1%)
– distal	46	(36,2%)
– Mitte	25	(19,7%)
– proximal	4	(3,2%)

37,0% der Lappenübertragungen erfolgten an der unteren Extremität im Fußbereich, 59,1% im Unterschenkelbereich (Tabelle 13). Den weitaus größten Anteil hiervon bildete im Unterschenkelbereich das distale Drittel (36,2%). Die linke Extremitätenseite war mit 74 (52,5%) gegenüber rechts mit 65 (46,1%) nur gering vermehrt das Empfängergebiet eines freien Unterarmlappens (Abb. 45).

6.3 Präoperative Maßnahmen

Bei allen Patienten mit einem infizierten Weichteilschaden neben einer Knocheninfektsituation wurden zunächst eine ausreichende Sequestrektomie sowie ein Wunddébridement vorgenommen. Alle Patienten mit einer instabilen Knochensituation waren mit einem Fixateur externe stabilisiert. Bei Knochendefekten wurde als Platzhalter eine PMMA-Kette eingelagert. Der Weichteildefekt wurde mit einer Kunsthaut (Epigard) temporär verschlossen.

Frühestens 3 Wochen später erfolgte der definitive Defektverschluß mit einem freien Unterarmlappen, bei Knochendefekten gleichzeitig eine Spongiosaplastik. In dem Zeitraum zwischen Sequestrektomie und Débridement sowie der freien Lappentransplantation wurden die Gefäßverhältnisse der Empfängerregion durch eine Angiographieuntersuchung überprüft. Dabei erfolgte die Angiographie des Empfängergebietes immer in 2 Ebenen zum Ausschluß eines oder mehrerer Gefäßverschlüsse oder eines atypischen Gefäßverlaufes.

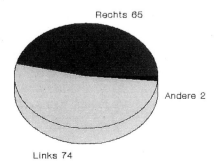

Abb. 45. Seitenverteilung des Empfängergebietes des freien Unterarmlappens (n = 141)

Trotzdem darf nicht übersehen werden, daß häufig spasmusbedingte Fehlinterpretationen der Gefäße vorliegen können (Greenberg u. May 1988). Auch die Gefahr kontrastmittelbedingter Gefäßwandschäden darf dabei nicht außer acht gelassen werden. Ein Zeitraum von mindestens 1 Woche sollte daher zwischen Angiographie und freier Lappenübertragung eingehalten werden (May et al. 1979; Jaeger 1986).

Für die Lappenspenderregion am Unterarm war entweder die Doppler-Untersuchung oder der Allen-Test ausreichend.

Das Einstellen des Nikotingenusses wurde zwar vor jeder freien Lappentransplantation von den Patienten gefordert, aber in den seltensten Fällen auch voll und ganz befolgt. Zumindest konnte in der frühen postoperativen Behandlungsphase, d.h. vom 1. bis 5. postoperativen Tag, der Nikotingenuß vollends unterbunden werden. Eine präoperative Bettruhe wurde nicht angeordnet.

6.3.1 Angiographieuntersuchungen

Bei 31 Patienten (22,0%) wurde keine Angiographie des Empfängergebietes vorgenommen. Bei 76 Patienten (53,9%) konnte kein pathologischer Befund an den Gefäßen gefunden werden. Nur bei den restlichen 34 Patienten (24,1%) waren entweder ein Verschluß einer oder mehrerer Gefäße, eine Hyper- bzw. Hypoplasie der Gefäße oder sogar eine angeborene Variante vorhanden.

Tabelle 14. Pathologische Befunde bei den präoperativ vorgenommenen Angiographien der Empfängergebiete zur Operationsvorbereitung (n = 141)

Keine Angiographie		31 (22,0%)
Normaler Befund		76 (53,9%)
Pathologischer Befund		34 (24,1%)
Verschluß		
– A. tibialis posterior	15	
– A. tibialis anterior	12	
– A. fibularis	4	
– Hohlhandbogen	1	
Hypoplasie		
– A. tibialis posterior	3	
– A. tibialis anterior	5	
– A. fibularis	2	
– A. dorsalis pedis	1	
Hyperplasie		
– A. fibularis	2	
Keine Anlage		
– A. tibialis posterior	1	
– A. fibularis	1	
Hohe Trifurkation	1	

Verschlüsse der A. tibialis posterior fanden sich bei 15 Patienten. Die A. tibialis anterior war 12mal, die A. fibularis 4mal und der Hohlhandbogen einmal jeweils im Defektbereich verschlossen.

Hypoplastisch ausgebildet waren die A. tibialis posterior 3mal, die A. tibialis anterior 5mal sowie die A. fibularis 2mal. Dagegen fand sich in 2 Fällen eine hyperplastische A. fibularis. Je einmal fehlten die A. fibularis sowie die A. tibialis posterior und waren somit nicht angelegt. Weiterhin wurde einmal eine hohe Trifurkation der Unterschenkelarterien gefunden (Tabelle 14).

6.3.2 Phlebographieuntersuchungen

Bei 12 Patienten (8,5%) erfolgte präoperativ eine Phlebographie zur Abklärung der venösen Gefäßverhältnisse am Empfängergebiet des freien Lappens. Bei 7 Patienten war ein pathologischer Befund nicht zu erheben. 4 Patienten zeigten einen Verschluß des tiefen Venensystems. Bei einem Patienten lag ein traumatisch bedingter arteriovenöser Shunt vor.

6.3.3 Laboruntersuchungen

Neben den allgemeinen Laboruntersuchungen wurden bei allen Patienten zusätzlich der Gerinnungsstatus sowie der Antithrombin-III-Faktor bestimmt. Die Überprüfung des Antithrombin-III-Faktors erfolgte erneut nach Operationsbeginn sowie in Abständen von 2 h während des operativen Eingriffes zusätzlich. Zur Operation selbst wurden jeweils 6 Blutkonserven bereitgestellt.

6.3.4 Maßnahmen am Hebungsort

Als Lappenspendergebiet wurde jeweils die nicht dominante Seite des Armes gewählt. Peinlich wurde außerdem darauf geachtet, daß nicht evtl. Blutentnahmen oder Infusionen an dem Arm vorgenommen wurden, von welchem der Unterarmlappen gehoben werden sollte.

Durch vorgenommene Venenpunktionen entstandene Hämatome an der Unterarmbeugeseite würden die Hebung des Lappens nicht nur erschweren, sondern könnten durch Verschluß der großen Hautvenen oder aber der von der A. radialis zur Haut hinziehenden feinen Gefäßäste die Lappenübertragung zum Scheitern verurteilen (Hallock 1986). Bei 3 Patienten mußte aus diesem Grund die geplante Lappenhebung vom anderen Arm erfolgen, weil großflächige Hämatome am Unterarm bestanden. Einmal war sogar die A. radialis während der Narkoseeinleitung versehentlich punktiert worden.

6.4 Operationsmaßnahmen

Alle Patienten wurden in Intubationsnarkose und Rückenlage operiert. Weiterhin wurde jedesmal ein zentraler Zugang entweder in Form eines Subklaviakatheters oder aber eines peripheren Katheters gelegt. Außerdem bekamen die Patienten einen Dauerblasenkatheter, der spätestens am 1. postoperativen Tag morgens entfernt wurde.

6.4.1 Empfängergebiet des Lappens

Operiert wurde jeweils in 2 Operationsteams. Das 1. Team führte am Empfängergebiet in einer angelegten Blutsperre ein nochmaliges Wunddébridement nach Entfernung der eingelegten PMMA-Ketten sowie der Kunsthaut durch. Vorher wurden mehrere Abstriche zur bakteriellen Untersuchung entnommen. Von diesem gesäuberten Defekt wurde dann mit einer Schaumstoffschablone die Größe des zu hebenden Lappens bestimmt. Von dem gesäuberten Weichteildefekt erfolgte bei Anlage eines Durchströmungslappens ein nach proximal und nach distal erweiterter Hautschnitt zum Aufsuchen der zum Anschluß notwendigen Gefäße.

Hierbei war es notwendig, mindestens 5 cm von dem Defekt entfernt die Gefäße aufzusuchen und zu präparieren, um nicht die Anastomosen in den durch die Infektion veränderten Gefäßstrecken vornehmen zu müssen.

Sollte ein Endstromlappen übertragen werden, erfolgte nur nach proximal eine Schnitterweiterung. Die Gefäße wurden auf einer Strecke von mindestens 2 cm freipräpariert, um für den mikrochirurgischen Gefäßanschluß eine ausreichende Gefäßstrecke zu haben und somit eine einwandfreie mikrovaskuläre Anastomose vornehmen zu können.

Bei Defekten im Fußsohlen- oder Fersenbereich wurde zusätzlich ein Hautnerv zum Anschluß aufgesucht. Sämtliche Strukturen wurden mit farbigen Silastikbändchen zur besseren Orientierung angeschlungen.

Nach Darstellung sämtlicher für den Anschluß notwendigen Gefäße und Nerven wurde die Blutsperre eröffnet, und die Gefäße wurden nochmals inspiziert. Lag eine ausreichende Pulsation der Arterie vor und transportierten auch die Venen genügend, konnte der mikrochirurgische Anschluß an die freipräparierten Gefäße vorgenommen werden.

6.4.2 Spendergebiet des Lappens

Das 2. Operationsteam nahm anhand der Schaumstoffschablone die Lappenhebung an der Unterarmbeugeseite in Oberarmblutleere vor. Dabei wurde für den Durchstromlappen zusätzlich nach proximal und nach distal je ein Hautzipfel im Verlauf der Gefäßstiele mitgehoben, um beim Einnähen des Lappens am Empfängergebiet nicht auf die Gefäßstiele eine Kompression durch die Hautnähte zu bekommen. Für den Endstromlappen war nur ein Hautzipfel über dem Gefäßstiel notwendig.

Der jeweilige Lappen wurde entweder in der Mitte des Unterarmes oder mehr proximal gehoben. Proximal am Unterarm verlaufen die A. radialis und ihre Begleitve-

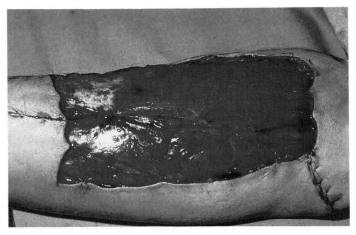

Abb. 46. Hebedefekt des Unterarmlappens proximal; gut durchblutete Muskulatur als Defektgrund

nen unter der Muskulatur des Brachioradialis und sind nur mit einem feinen Septum, in welchem die Gefäße zur Faszie und der darüberliegenden Haut ziehen, mit dem Lappen verbunden. Die Hebung des mehr proximal gelegenen Unterarmlappens ermöglicht bei der notwendigen Deckung des Lappenhebungsdefektes mit einem Spalthauttransplantat eine problemlose Einheilung, weil als Wundgrund ein gut durchblutetes Muskellager vorhanden ist (Abb. 46).

Die Lappenhebung am distalen Unterarmbereich erscheint weitaus leichter, weil hier die A. radialis mit ihren Begleitvenen sehr oberflächlich zwischen den Sehnen des Flexor carpi radialis und des Brachioradialis verläuft. Aber in diesem Bereich liegen schon die sehnigen Anteile der Beugemuskulatur. Wird nicht genügend Gleitgewebe auf den Sehnen belassen, kann es zum einen zu einer narbigen Verklebung des Hauttransplantates mit den Sehnen und somit zu einer Bewegungseinschränkung kommen, zum anderen ist die Einheilung des Hauttransplantates erheblich gefährdet, weil ein gut durchbluteter Wundgrund nicht vorliegt.

Die freipräparierten Sehnen der Beugemuskulatur stehen auch hervor und können somit das Hauttransplantat vom Wundgrund abheben (Abb. 47).

Wird für den Lappenanschluß am Empfängergebiet ein langer proximaler Gefäßstiel benötigt, so kann trotzdem der Lappen am proximalen Bereich des Unterarmes gehoben werden. Hierfür wird dann der Gefäßstiel nach distal langstreckig am Unterarm freipräpariert und der Lappen selbst am Empfängergebiet als „reverse-flap" analog des distal gestielten Unterarminsellappens übertragen. Das heißt, der Lappen wird nicht in orthograder, sondern in retrograder Richtung mit seinen Gefäßstielen eingenäht. In der A. radialis sowie ihren Begleitvenen kommt es dabei wiederum zu einer Strömungsumkehr. Khashaba u. McGregor (1986) fanden keine signifikanten Unterschiede in dem anterograden und retrograden Blutstrom der A. radialis.

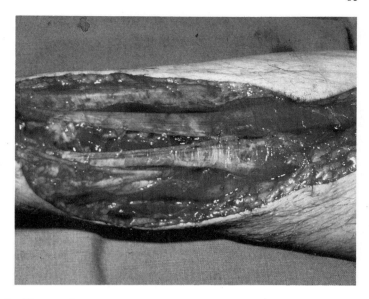

Abb. 47. Hebedefekt des Unterarmlappens distal; Sehnen freiliegend, aber noch mit Gleitgewebe bedeckt

6.4.3 Hebung des Lappens

Der Verlauf der A. radialis, etwa von der Mitte des proximalen Unterarmes 2–3 Querfinger unterhalb der Ellenbeuge bis zum distalen Radiusende am Handgelenk, wird mit einer gestrichelten Linie markiert und die Schaumstoffschablone so plaziert, daß der Gefäßverlauf im größten Durchmesser des zu hebenden Lappens zu liegen kommt. Dabei muß der Unterarm in maximaler Supinationsstellung gelagert sein. Nur so wird erreicht, daß der Hebungsdefekt an der Beugeseite des Unterarmes und nicht zu sehr streckseitig zu liegen kommt (Abb. 48).

Der Lappen muß insbesondere in der Breite um mindestens 1 cm größer sein als der tatsächlich vorhandene Weichteildefekt. Durch die postoperative Schwellneigung im Operationsgebiet sowie im Lappen selbst kann eine zu große Spannung auftreten, die sowohl die Lappengefäße als auch die feinen zur Faszie und zur Haut ziehenden Gefäßäste komprimiert. Eine Durchblutungsstörung sowie eine Abflußstörung des Lappens wären die Folge.

Am Lappen wird von ulnar her die Haut mit dem Unterhautfettgewebe zunächst von der Faszie sorgfältig abpräpariert. Etwa im Verlauf des Flexor carpi radialis, ungefähr aber 2 cm von der A. radialis und ihren Begleitvenen entfernt, wird dann die Faszie ebenfalls mitgehoben. Die feinen, von der Faszie zur Haut einstrahlenden Gefäße müssen dabei sorgfältig geschont werden. Dies trifft besonders für kleine Lappen zu, da die Anzahl der Gefäßeinstrahlungen von der Faszie zur Haut geringer ist. Es empfiehlt sich daher, auch bei kleinen Lappenausmaßen die gesamte Faszie in der

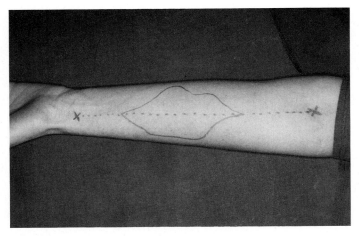

Abb. 48. Verlauf der A. radialis *(gestrichelt)*. Lagerung des Unterarmes in Supinationsstellung und Markierung der Lappengröße einschließlich der nach proximal und distal vorzunehmenden Hautinzisionen

Größe des zu hebenden Lappens mitzunehmen und nicht nur den über der A. radialis und ihren Begleitvenen liegenden Faszienstreifen.

Die Präparation der Faszie vom Muskel gelingt meist stumpf ohne Schwierigkeiten. Die A. radialis und ihre Begleitvenen liegen nach Hochheben der Faszie jetzt sichtbar frei, und sämtliche zur Muskulatur ziehenden Abgänge können ligiert und durchtrennt werden. Eine Koagulation der Gefäße reicht nicht immer aus, weil durch einen vermehrten Druckanstieg in den Begleitvenen, besonders bei Übertragung des freien Unterarmlappens als „reverse-flap", diese koagulierten Gefäße wieder aufgehen können und es zu einer vermehrten Blutung sowie Hämatombildung kommen kann.

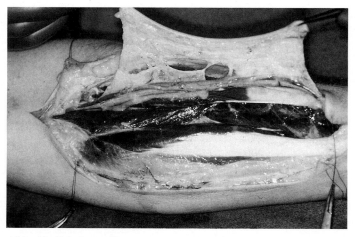

Abb. 49. Gehobener Unterarmlappen mit proximalen und distalen Gefäßstielen. Verletzung der Faszie bei der Abpräparation vom Brachioradialis

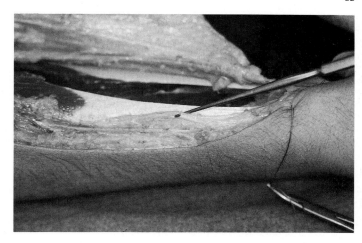

Abb. 50. Der R. superficialis des N. radialis (mit einem Sehnenhaken angehoben) ist sorgfältig vom Lappen freipräpariert und geschont

Die Umschlagsfalte des Septums am Brachioradialis muß mitgehoben werden. Hier muß teilweise das Septum von der Dorsalseite der Sehne und des Muskelbauches des Brachioradialis unter Schonung der im Septum zur Haut verlaufenden Gefäßäste scharf abpräpariert werden. Die Gefahr der Verletzung des Septums bzw. der Faszie und somit auch der Gefäßäste ist hierbei sehr groß (Abb. 49).

Nach vollständiger Freipräparation von ulnar her und nach Ligation und Durchtrennung auch der Gefäßabgänge in die Tiefe kann der Lappen vollständig gehoben werden, wobei jetzt die Haut an der radialen Seite durchtrennt wird. Der R. superficialis des N. radialis wird sorgfältig abpräpariert (Abb. 50), ohne Nervenverletzungen

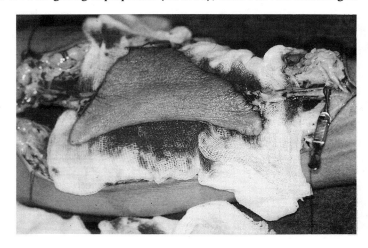

Abb. 51. Vor Eröffnung der Blutleere Abklemmung des distalen Gefäßstieles. Bei ausreichender Durchblutung sowohl des Lappens als auch der Hand keine Gefahr einer Durchblutungsstörung

zu setzen. Ist ein Nervenanschluß des Lappens notwendig und vorgesehen, wird der R. cutaneus antebrachii lateralis mitgenommen, der auf der Faszie verläuft und in den Lappen einstrahlt.

Nach vollständiger Hebung des Lappens und nach Freilegung des Gefäßstieles, wobei die A. radialis und die Begleitvenen auf einer Länge von 1–1,5 cm an den jeweiligen Gefäßstielenden freipräpariert werden, erfolgt vor Eröffnung der Blutleere die Abklemmung der A. radialis am distalen Gefäßstiel mit einer Gefäßklemme (Abb. 51). Tritt eine sofortige Durchblutung des Lappens und der Hand ein, kann eine Übertragung des Lappens gefahrlos vorgenommen werden. Eine Wiederherstellung der A. radialis durch ein Veneninterponat ist dann nicht unbedingt notwendig. Nach Überprüfung der Durchblutungsverhältnisse des Lappens sowie der Hand wird die Gefäßklemme wieder abgenommen und nach etwa 15–20 min eine Abtrennung der Gefäßstiele vorgenommen.

Diese Lappendurchblutung vor Abtrennung der Gefäßstiele ist notwendig, um die Ischämie- und Anoxämiezeit des Lappens nicht zu lang werden zu lassen.

6.4.3.1 Ausmaß der verwendeten Unterarmlappen

Bei der Bestimmung der Lappenausmaße wurde jeweils die größte Länge und Breite gemessen. Der kleinste Lappen hatte ein Ausmaß von 5 x 4 cm, der größte besaß eine Abmessung von 28 x 8 cm, betrug also die gesamte Beugeseite des Unterarmes.

Bis zu 50 cm^2 wurden 42 Lappen (29,8%) übertragen, bis zu 100 cm^2 59 Lappen (41,8%) und bis zu 150 cm^2 28 Lappen (19,9%). 11 Lappen (7,8%) hatten ein Ausmaß bis zu 200 cm^2, 1 Lappen (0,7%) hatte das Ausmaß von insgesamt 230 cm^2. Die durchschnittliche Lappengröße aller 141 Unterarmlappen betrug 87,8 cm^2 (Abb. 52).

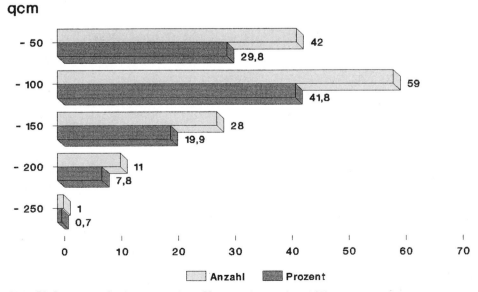

Abb. 52. Lappengröße der verwendeten Unterarmlappen (n = 141)

Tabelle 15. Übertragungsform:
Unterarmlappen (n = 141)

Kutan	
– orthograd	125
– reverse	11
Faszien	3
Osteokutan	1
Periost	1

6.4.3.2 Übertragungsform des Unterarmlappens

Von den insgesamt 141 freien Unterarmlappen wurden 136 Lappen als kutane Lappen transplantiert, 11 davon als „reverse-flap", wobei der Lappen in umgekehrter Richtung eingenäht wurde und es sowohl in der Arterie als auch in den Venen nach dem mikrochirurgischen Gefäßanschluß zu einer Stromumkehr kam.

3 Lappen wurden als reine Faszienlappen übertragen und je einer als Periost- bzw. osteokutaner Lappen. Beim osteokutanen Lappen wurde zur primären Knochendefektdeckung gleichzeitig ein Knochensegment aus dem Radius mitgehoben (Tabelle 15).

Von den 141 frei übertragenen Unterarmlappen wurden 71 als Durchstromlappen und 70 als Endstromlappen transplantiert. Von den 71 Durchstromlappen waren 29 reine arterielle Bypasslappen, 41 Lappen wurden als arterielle und venöse, und nur einer als reiner venöser Bypasslappen angeschlossen.

6.4.4 Mikrochirurgischer Gefäßanschluß des Lappens

Der gehobene und abgetrennte Lappen wird in den Defekt am Empfängergebiet ausgebreitet und eingenäht, damit die exakte Lage und der Verlauf der Gefäßstiele bestimmt werden können. Unter dem Mikroskop werden die Gefäßstümpfe nochmals mit einer Mikroschere angeschnitten und die zu anastomosierenden Gefäßstümpfe am Lumen von der Adventitia befreit. Sämtliche Lefzen und Lumenrandunregelmäßigkeiten müssen entfernt werden. Als erstes wird in Blutsperre der Extremität die Arterie wiederhergestellt.

Die beiden zu anastomosierenden Gefäße werden bei der End-zu-End-Anastomosentechnik mit einem Approximator gefaßt und so weit genähert, daß eine spannungsfreie, lockere Gefäßnaht vorgenommen werden kann (Abb. 53 a). Die Lumina selbst müssen noch mit heparinhaltiger physiologischer Kochsalzlösung gespült werden, damit hier keine Blutreste oder gar Thromben zurückbleiben.

Es erfolgt dann die Naht der Vorderwand mit 8 x 0 oder 10 x 0 Einzelknopfnähten (Abb. 53 b). Ist die Vorderwand fertig genäht, wird der Approximator um 180° gedreht. Man kann daraufhin durch die noch nicht vernähte Hinterwand in das Lumen hineinschauen (Abb. 53 c) und auch die genähte Vorderwand von innen her inspizieren. Nach nochmaliger Spülung sowie Austupfen des Anastomosenbereiches wird

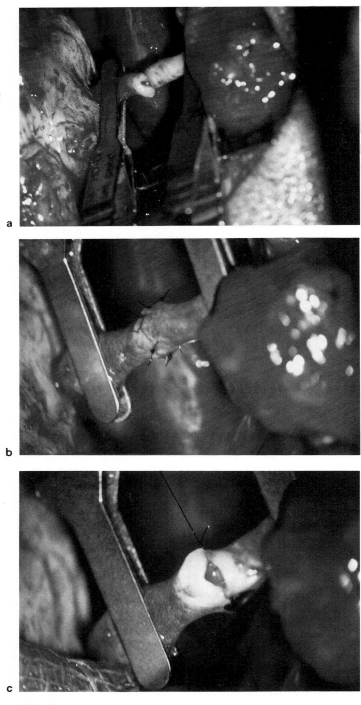

Abb. 53 a–c

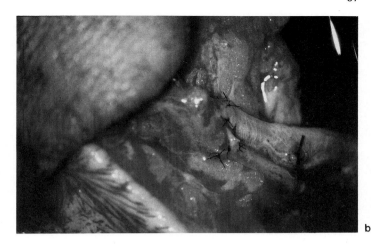

b

Abb. 53. a Mit einem Approximator gefaßte Arterienstümpfe. **b** Mit Einzelknopfnähten fertiggestellte Vorderwand der Arterie. **c** Hinterwand der Arterie noch nicht fertiggestellt. Die Vorderwand kann von innen her inspiziert werden. **d** Fertiggestellte End-zu-End-Naht der Arterie *(oben)* und einer Begleitvene *(unten)* vor Eröffnung der Blutsperre

auch die Hinterwand mit Einzelknopfnähten verschlossen. Wird nun der Approximator entfernt, kommt es trotz der angelegten Blutsperre bei exakt ausgeführter Anastomose zum Einfließen des arteriellen Blutes in den Lappen (Abb. 53 d). Die vom Abtrennen der Gefäßstiele bis zum Einfließen des zwar gestauten Blutes bei der angelegten Blutsperre benötigte Anoxämiezeit sollte so kurz wie nur irgend möglich gehalten werden. Die nachfolgende Zeit bis zur Eröffnung der Blutsperre selbst und dem Durchbluten des Lappens kann nicht mehr als Anoxämiezeit, sondern muß eher als Ischämiezeit betrachtet werden.

Durch das Einfließen des trotz einer angelegten Blutsperre vorhandenen Blutes in den Lappen und somit auch in die Venen kann sichergestellt werden, welche der freipräparierten Venen mit Blut gefüllt sind und somit später auch gute Fließeigenschaften haben werden. Da durch die angelegte Blutsperre ein wesentlicher Druck in den Lappengefäßen nicht vorliegt, sind auch nur diejenigen Gefäße mit Blut gefüllt, die keine Abflußbehinderung aufweisen.

Soll der Lappen als Durchstromlappen übertragen werden, wird zunächst die 2. Arteriennaht hergestellt. Danach folgen in gleicher Weise die Venennähte, wobei an sich immer die Begleitvenen anastomosiert werden sollen (Abb. 54). Sind gute Begleitvenen weder am Lappenstiel noch am Spendergefäß vorhanden, werden Hautvenen genommen.

Bei den zu anastomosierenden Empfängervenen müssen 2 Fakten neben einer exakt ausgeführten Gefäßnaht beachtet werden, um eine venöse Thrombose zu vermeiden:

1. Der retrograde Fluß aus den Empfängervenen darf nicht zu stark sein, damit ein noch genügender Abfluß des venösen Blutes aus dem Lappen möglich ist. Auch die Begleitvenen der Arterie der unteren Extremität besitzen viele strickleiterartige Quer-

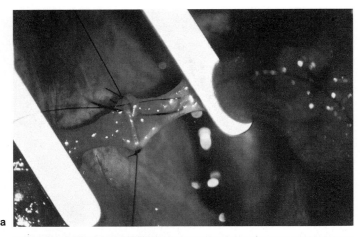

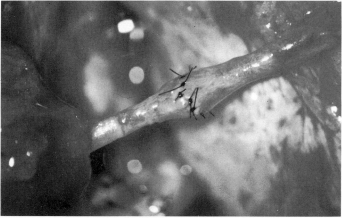

Abb. 54. a Naht der Vorderwand einer Vene mit Einzelknopfnähten. **b** Fertiggestellte End-zu-End-Naht einer Vene, vor Eröffnung der Blutsperre

verbindungen. Es muß gewährleistet sein, daß mindestens eine funktionstüchtige Venenklappe zwischen der auszuführenden Anastomose und einer solchen Querverbindung liegt. Überprüft wird dies durch kurzfristige Abnahme der angelegten Gefäßklemme. Ist der Rückfluß aus der Vene gering oder gar nicht vorhanden, ist eine Venenklappe somit vorgeschaltet, und die Anastomose kann ohne Gefahr einer Abflußbehinderung vorgenommen werden. Ist der Rückfluß aus der Vene sehr stark, muß entweder die Vene weiter nach proximal freipräpariert oder die Querverbindung zur anderen Begleitvene unterbunden und durchtrennt werden (Abb. 55). Gelingt dieses präparatorisch nicht, muß eine andere Vene zum Anschluß aufgesucht werden.

2. Der Abstand der Venenklappe zur Anastomose darf nicht kleiner sein als 0,5 cm, sonst kann es ebenfalls zum thrombotischen Verschluß kommen. Zur Darstellung der Venenklappe wird eine Gefäßklemme am freipräparierten Venenstück angesetzt und in das Gefäßlumen mit heparinhaltiger physiologischer Kochsalzlösung

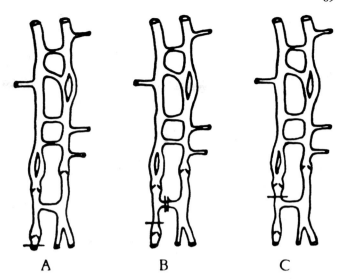

Abb. 55. Schematische Darstellung der Venenpräparation; mindestens eine Venenklappe muß der Gefäßnaht vorgeschaltet sein

hineingespült. Die Flüssigkeit dringt bis zur Gefäßklemme vor, fließt aber von dort sofort wieder zurück und bläht dabei die Venenklappen auf (Abb. 56). Ist der Abstand zwischen Venenklappe und dem Anastomosengebiet zu gering, muß die Vene über die Venenklappe hinaus nach proximal nachreseziert werden.

Wird der Unterarmlappen als Endstromlappen transplantiert, sollte der mikrochirurgische arterielle Gefäßanschluß in der von Godina (1979) beschriebenen End-zu-Seit-Anastomosentechnik vorgenommen werden. Dies ist aber nur insofern möglich, wenn der Durchmesser der Empfängerarterie kleiner ist als der der Spenderarterie.

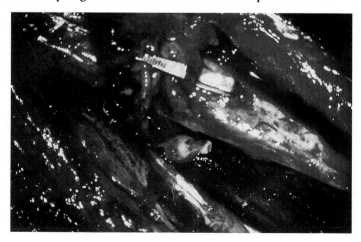

Abb. 56. Aufgeblähte Venenklappe; der Abstand zur Gefäßnaht ist ausreichend, darüberliegend fertiggestellte End-zu-End-Anastomose einer Arterie; Gefäßklemme liegt noch

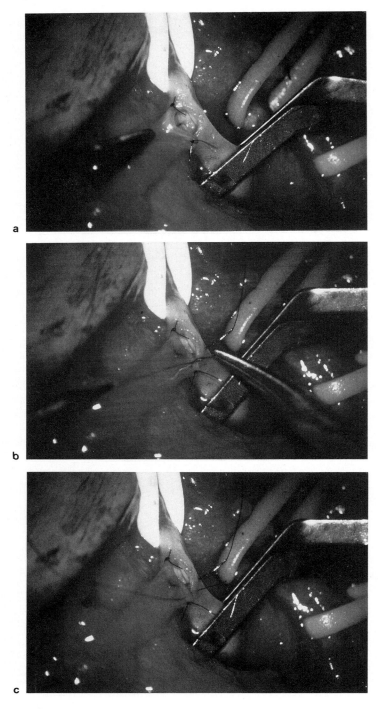

Abb. 57 a–c

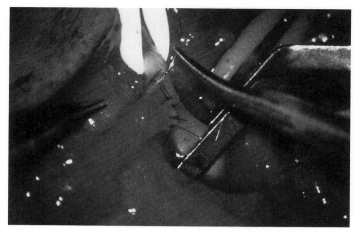

Abb. 57 a–d. End-zu-Seit-Anastomose einer Arterie. a Vorderwand schon fertiggestellt. Die Einzelknopfnähte der Vorderwand können vom Lumen her inspiziert werden. b Die Hinterwand wird genäht; die Nadel liegt in der Gefäßwand. c Knüpfen der Fäden an der Hinterwand. d Letzte Naht der Hinterwand

Bei annähernd gleich großen Gefäßkalibern ist eher die End-zu-End-Anastomose anzustreben, um strömungsbedingte thrombotische Verschlüsse der Anastomose (Partecke u. Buck-Gramcko 1984 a, b) zu vermeiden, auch wenn dabei eine der Stammarterien geopfert werden muß. Dies setzt jedoch voraus, daß die anderen Extremitätengefäße intakt und nicht verschlossen sind.

Die End-zu-Seit-Anastomose kann mit einem End-zu-Seit-Approximator vorgenommen werden. Das Anschlingen der Gefäße mit kleinen Silastikbändchen reicht häufig aber schon aus. Auch hier wird zunächst die Vorderwand und danach die Rückwand der Arterie mit Einzelknopfnähten verschlossen (Abb. 57).

Sind alle Anastomosen gefertigt, wird die Blutsperre eröffnet und der mikrovaskulär angeschlossene Lappen zunächst etwa 15–20 min durchströmt. Dabei wird einerseits die Pulsation in der angeschlossenen Arterie beobachtet, andererseits jedoch auch die Farbe des venösen Blutes in den Venen. Die Farbe des venösen Blutes ist zunächst dunkelbläulich (Abb. 58 a) durch das während der Blutsperre in den Lappen eingeflossene Blut. Erhält der Lappen eine rosige Farbe und wird das anfänglich dunkel verfärbte venöse Blut im Venensystem rosiger (Abb. 58 b), kann der Lappen vollständig eingenäht und die Wunde verschlossen werden.

In den Lappenrand werden Penrose-Laschen oder Redon-Drainagen eingelegt, damit ein sich bildendes Hämatom abfließen kann und die feinen Gefäße nicht durch Kompression abgedrückt werden.

Zur Ruhigstellung wird eine Gipsschienung vorgenommen. Die zirkulären Verbandstouren werden alle aufgeschnitten und danach ein lockerer Verband erneut angelegt. Eine Hochlagerung der operierten Extremitäten ist unbedingt erforderlich.

Da während der gesamten Operationszeit zumindest 2 Extremitäten freiliegen, ist im Operationssaal eine Raumtemperatur von 25 °C notwendig, um ein Auskühlen des Patienten zu vermeiden. Eine zu niedrige Temperatur führt zu Spasmen der Extremi-

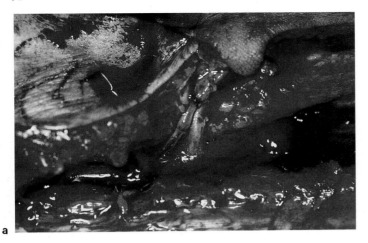

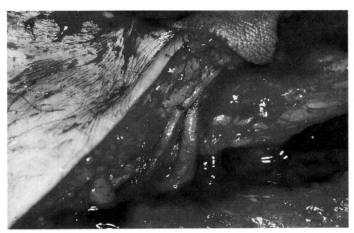

Abb. 58. a Nach Eröffnung der Blutsperre zunächst dunkelbläuliche Farbe des venösen Blutes im Lappen (Vene *oben*, Arterie *unten*). **b** Venöses Blut im Venensystem des Lappens heller nach ca. 10 min; keine Abflußbehinderung (Vene *oben*, Arterie *unten*)

tätengefäße und zur Stase des Blutstromes. Somit besteht die Gefahr einer Thrombose, besonders im Anastomosenbereich.

Die Antithrombin-III-Faktor-Bestimmung wird intraoperativ in regelmäßigen Abständen von 2 h vorgenommen. Eine Substitution erfolgt, wenn dieser Faktor unter 80% sinkt (Partecke et al. 1985). Bei der postoperativen Überwachung des Lappens genügt die einmalige Antithrombin-III-Bestimmung am Tag.

Daneben werden ein Breitbandantibiotikum und ein niedermolekulares Dextran schon intraoperativ verabreicht.

Tabelle 16. Spenderarterie: Untere Extremität
(n = 127)

A. tibialis anterior	22	(17,3%)
A. tibialis posterior	97	(76,3%)
A. fibularis	2	(1,6%)
A. poplitea	2	(1,6%)
A. dorsalis pedis	3	(2,4%)
A. suralis	1	(0,8%)

6.4.4.1 Spendergefäße für den mikrochirurgischen Gefäßanschluß

Bei den 127 Unterarmlappen, die an die untere Extremität transplantiert wurden, war die A. tibialis posterior 97mal (76,3%) als Spenderarterie genommen worden. 22 Lappen (17,3%) wurden an die A. tibialis anterior angeschlossen. Bei je 2 Lappen (1,6%) erfolgte der mikrochirurgische Gefäßanschluß an die A. fibularis bzw. an die A. poplitea. 3 Lappen (2,4%) bekamen die A. dorsalis pedis als Spenderarterie, und ein Lappen (0,8%) wurde an einen Gefäßast des M. gastrocnemius angeschlossen (Tabelle 16).

Die mikrochirurgischen Gefäßanschlüsse der 12 Lappen an der oberen Extremität erfolgten 8mal (66,6%) an die A. radialis und 2mal (16,7%) an die A. ulnaris. 2 Lappen (16,7%) wurden im Hohlhand- bzw. Fingerbereich an eine palmare Fingerarterie angeschlossen (Tabelle 17).

Die beiden Lappen, die zum Hals und zum Gesicht transplantiert wurden, erhielten den Gefäßanschluß an die A. facialis.

Bei den 70 Endstromlappen war das Verhältnis zwischen angeschlossener Arterie und anastomosierter Vene 17mal 1:1, sowie 51mal 1:2. Bei 3 Lappen lag ein Verhältnis von 1:3 vor. In diesen 3 Lappen war auch der reine venöse Bypasslappen enthalten.

Bei den als Durchstromlappen übertragenen Unterarmlappen betrug das Verhältnis von genähten Arterien zu Venen 4mal 2:1, 37mal 2:2, 16mal 2:3 sowie 12mal 2:4. Bei einem Lappen wurden insgesamt 5 Venen anastomosiert.

Bei den Arteriennähten wurden 178 End-zu-End-Anastomosen vorgenommen sowie 9 End-zu-End-Anastomosen, bei denen ein Arterieninterponat notwendig wurde.

Als Arterieninterponat wurde die A. radialis aus dem Unterarm verwendet, an welchem der Lappen gehoben worden war. Einmal war ein Veneninterponat genommen worden. Von den 23 End-zu-Seit-Anastomosen wurden 2 mit einem Arterieninterpo-

Tabelle 17. Spenderarterie: Obere Extremität
(n = 12)

A. radialis	8	(67%)
A. ulnaris	2	(17%)
A. communicans III/IV	1	(8%)
A. digiti III	1	(8%)

Tabelle 18. Arteriennähte (n = 211)

End-zu-End-Anastomose	178	
+ Arterieninterponat	9	188 (89,1%)
+ Veneninterponat	1	
End-zu-Seit-Anastomose	18	
+ Arterieninterponat	2	23 (10,9%)
+ Veneninterponat	3	

nat sowie 3 mit einem Veneninterponat operiert. Bei den 141 freien Unterarmlappen wurden insgesamt 211 Arteriennähte vorgenommen. Dabei standen den 188 End-zu-End-Anastomosen (89,1%) 23 End-zu-Seit-Anastomosen (10,9%) gegenüber, was einem Verhältnis von 9:1 entspricht (Tabelle 18).

Das Zahlenverhältnis von Arterien- zu den Venennähten lag bei den 141 freien Unterarmlappen bei 211:307 Anastomosen bzw. bei 40,7:59,3%.

Bei den 307 Venenanastomosen waren 295 End-zu-End-Anastomosen sowie 11 zusätzlich mit einem Veneninterponat vorgenommen worden. Nur einmal wurde eine End-zu-Seit-Anastomose ausgeführt (Tabelle 19). Dabei wurden 183mal die Begleitvenen der Lappenarterie an die Begleitvenen der Spenderarterie am proximalen Gefäßstiel anastomosiert und 56mal am distalen Gefäßstiel. Beide Begleitvenen wurden proximal 56mal und distal 12mal genommen.

47mal wurde proximal die Begleitvene der A. radialis mit einer Hautvene am Defektrand anastomosiert, davon 4mal beide Begleitvenen. Nur 2mal war distal die Begleitvene an eine Hautvene am distalen Defektrand anastomosiert worden. 2mal mußte zum Anschluß der Begleitvene der A. radialis proximal eine Muskelvene genommen werden. Anastomosen zwischen Hautvenen des Lappens und Hautvenen am Defektrand wurden proximal 16mal und distal einmal vorgenommen (Tabelle 20).

Im Durchschnitt wurden bei den Endstromlappen pro Lappen 1,7 Venennähte, bei den Durchstromlappen pro Lappen 2,5 Venennähte vorgenommen. Das Verhältnis zwischen Arterien- zu Venennähten betrug beim Endstromlappen 1:1,8 und beim Durchstromlappen 1:1,3.

6.4.4.2 Blutleere- und Blutsperrezeiten

Empfängergebiet des Lappens: Für das Wunddébridement sowie für die notwendige nochmalige Sequestrektomie an den Extremitäten (139 Lappen) sowie für den mikrochirurgischen Gefäßanschluß des Lappens waren 54mal nur eine Blutleere bzw. -sperre notwendig. 68mal wurden 2, 13mal 3, 3mal 4 und einmal sogar 6 Blutleeren bzw. -sperren benötigt (Abb. 59).

Tabelle 19. Venennähte (n = 307)

End-zu-End-Anastomose	295
+ Veneninterponat	11
End-zu-Seit-Anastomose	1

Tabelle 20. Empfängervenen (n = 307)

Begleitvenen A. radialis	
– V. communicans proximal	183
– V. communicans distal	56
– Hautvene proximal	47
– Hautvene distal	2
– Muskelvene proximal	2
Hautvene Lappen	
– Hautvene proximal	16
– Hautvene distal	1

Dabei lagen die entsprechenden Zeiten der Blutleere bzw. -sperre 18mal (13,0%) bis zu 1 h, 52mal (37,4%) bis zu 2 h, 42mal (30,2%) bis zu 3 h, 20mal (14,4%) bis zu 4 h. 7mal (5,0%) waren 5 h oder mehr für die Blutsperre bzw. -leere zur Präparation und zum Anschluß des Lappens notwendig geworden. Im Durchschnitt war bei den 139 freien Unterarmlappen, die an die obere oder untere Extremität transplantiert wurden, eine Blutsperre- bzw. -leerezeit von 2,28 h an den Empfängerextremitäten benötigt worden (Abb. 60).

Spendergebiet des Lappens: Für die Operation am Arm zur Hebung des Lappens und zum Verschluß des Hebungsdefektes wurden 84mal 1, 41mal 2, 14mal 3 und 2mal 4 Blutleeren (Abb. 61) angelegt.

Die benötigte Zeit lag dabei 14mal (9,9%) bis zu 1 h, 77mal (54,6%) bis zu 2 h, 41mal (29,1%) bis zu 3 h sowie 7mal (5,0%) bis zu 4 h. Bei 2 Patienten (1,4%) wurden mehr als 4 h Blutleerezeit bei der Operation am Arm benötigt. Im Durchschnitt lag die Zeit der benötigten Blutleere bei 2,03 h (Abb. 62).

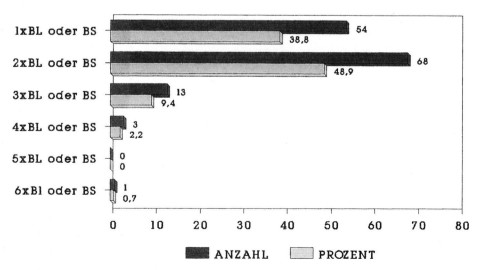

Abb. 59. Zahl der Blutsperren bzw. Blutleeren am Empfängergebiet des Lappens (n = 139)

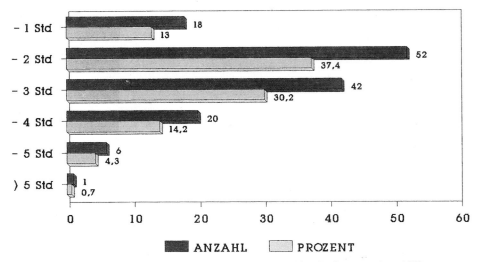

Abb. 60. Blutsperre- bzw. Blutleerezeiten am Empfängergebiet des Lappens (n = 139)

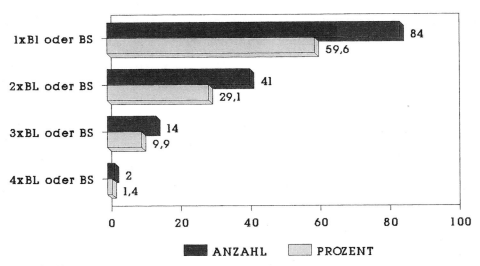

Abb. 61. Zahl der Blutsperren bzw. Blutleeren am Spendergebiet des Lappens (n = 141)

Bei 99 freien Unterarmlappen wurde die A. radialis durch ein Veneninterponat wiederhergestellt. Dafür wurde jedesmal die V. cephalica vom Unterarm freipräpariert und in umgekehrter Richtung in den Defekt der A. radialis eingenäht. Die benötigte Blutleerezeit lag bei diesen 99 freien Unterarmlappen mit Wiederherstellung der A. radialis durch ein Veneninterponat im Durchschnitt bei 2,16 h (Tabelle 21).

Wurde die A. radialis nicht durch ein Veneninterponat wiederhergestellt, was bei 42 freien Unterarmlappen der Fall war, betrug die durchschnittliche Blutleerezeit 1,72 h (Tabelle 22).

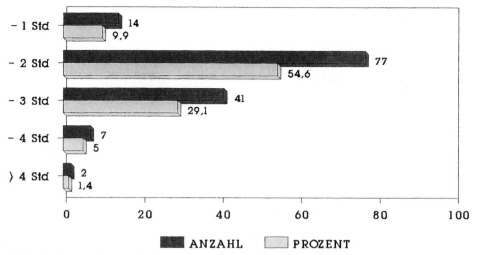

Abb. 62. Blutsperre- bzw. Blutleerezeiten am Spendergebiet des Lappens (n = 141)

Tabelle 21. Blutsperre- bzw. Blutleerezeit. Spendergebiet mit Arterienrekonstruktion (n = 99)

h		
− 1	10	(10,1%)
− 2	45	(45,4%)
− 3	35	(35,4%)
− 4	7	(7,1%)
> 4	2	(2,0%)

Tabelle 22. Blutsperre- bzw. Blutleerezeit. Spendergebiet ohne Arterienrekonstruktion (n = 42)

h		
− 1	4	(9,5%)
− 2	32	(76,2%)
− 3	6	(14,3%)

6.4.4.3 Anoxämiezeit des Lappens

Die durchschnittliche Anoxämiezeit bei 137 Lappen betrug 88,0 min. Gerechnet wurde jeweils die Zeit vom Abtrennen des Lappenstieles am Hebungsort bis zur Wiederherstellung der Durchblutung des Lappens nach Eröffnung der Blutsperre.

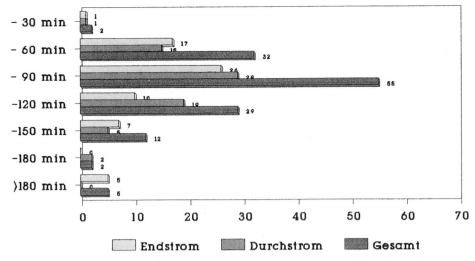

Abb. 63. Darstellung der Anoxämiezeiten des Unterarmlappens, Einteilung in Endstrom- und Durchstromlappen (n = 137)

Dabei mußte aber berücksichtigt werden, daß nach Fertigstellung der Arterienanastomose beim Endstromlappen bzw. einer der Arterienanastomosen beim Durchstromlappen die Gefäßklemmen abgenommen wurden. Das in den Arterien trotz Blutsperre vorhandene Blut konnte somit in den Lappen gelangen. Die bis dahin bestandene Anoxämie, d.h. die vollständige Unterbrechung des Gewebes von dem Blutvolumen des Gefäßsystems, war bei intakter Anastomose der Arterie beendet. Die Zeit nach Abnahme der Gefäßklemmen bis zur Eröffnung der angelegten Blutsperre mußte dann richtigerweise als Ischämiezeit des Gewebes betrachtet werden. Eine exakte Trennung zwischen Anoxämie- und Ischämiezeit des Lappens war aber nicht vorzunehmen, so daß die gesamte Zeit bis zur Eröffnung der Blutsperre als Anoxämiezeit berechnet wurde.

Bei 3 Lappen war eine Anoxämiezeit im Operationsbericht oder Narkoseprotokoll nicht eingetragen worden und konnte auch nachträglich nicht mehr festgestellt werden. Ein Lappen konnte nicht zur Durchblutung gebracht werden. In der gleichen Operation wurde dann jedoch bei diesem Patienten ein anderer freier Lappen zur Defektdeckung übertragen. Auch bei diesem Patienten war die Anoxämiezeit des ersten Lappens nachträglich nicht zu bestimmen. Alle 4 Lappen, deren Anoxämiezeiten nicht eingetragen bzw. nachträglich nicht festgestellt werden konnten, waren als Endstromlappen übertragen worden.

Die durchschnittliche Anoxämiezeit der Durchstromlappen betrug 83,7 min, die der Endstromlappen 92,5 min. Die Anoxämiezeit der Endstromlappen war im Durchschnitt also um 8,8 min länger als die der Durchstromlappen, obwohl bei den Durchstromlappen mehr Gefäße anastomosiert wurden (Abb. 63).

Bei den Endstromlappen wurden 125 Venen- und 70 Arteriennähte vorgenommen, also insgesamt 195 mikrochirurgische Gefäßnähte. Dagegen wurden bei den Durchstromlappen 182 Venen- und 141 Arteriennähte vorgenommen, insgesamt also 323

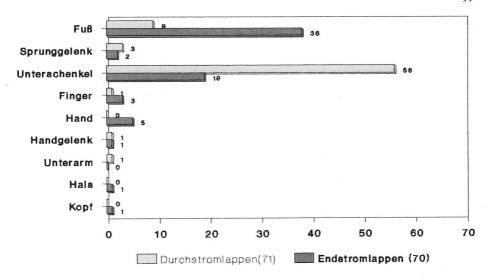

Abb. 64. Lokalisation der Endstrom- sowie Durchstromlappen (n = 141)

mikrochirurgische Gefäßnähte. Der als reiner venöser Bypasslappen übertragene Unterarmlappen wurde den Durchstromlappen zugeordnet. Aus diesem Grunde sind bei den 71 Durchstromlappen nur 141 Arteriennähte vorhanden.

Bei den Endstromlappen wurden somit pro Lappen 2,8 Gefäßnähte, bei den Durchstromlappen 4,6 Gefäßnähte vorgenommen.

Dieser scheinbare Widerspruch in der Länge der Anoxämiezeit beim Endstromlappen trotz einer geringeren Anzahl mikrochirurgischer Gefäßnähte war aber dadurch zu erklären, daß die Endstromlappen meistens an die Ferse, die Fußsohle oder an den Fußrücken im Bereich der unteren Extremität und an die Hand bzw. an die Finger im Bereich der oberen Extremität transplantiert wurden, und somit die Einnähung dieser Lappen mehr Zeit in Anspruch nahm als die Einnähung der Durchstromlappen, die in der Mehrzahl im mittleren bzw. distalen Unterschenkelbereich und Sprunggelenksbereich transplantiert wurden (Abb. 64). Die Einnähung der Lappen erfolgte jeweils vor Durchführung der Anastomosen, um die exakte Lage der Gefäße zueinander bestimmen zu können und somit entweder ein Kinking oder eine zu starke Zugspannung auf den Gefäßstiel zu vermeiden.

6.4.4.4 Nervenanschluß des Lappens

Bei 39 frei übertragenen Unterarmlappen wurde gleichzeitig ein Nervenanschluß vorgenommen. 19mal wurde ein Hautast des N. tibialis für den Nervenanschluß genommen.

Bei 2 Patienten, bei denen 2 Lappen hintereinander zur Defektdeckung gleichzeitig frei übertragen werden mußten, waren für den 2. Lappen die Nerven des 1. Lappens genommen worden. Der am distalen Lappenrand des 1. Lappens liegende N.

Tabelle 23. Nervenanschluß des Lappens (n = 39)

Hautast (N. tibialis)	19
N. peronaeus superficialis	8
N. plantaris lateralis	1
N. plantaris medialis	1
N. suralis	1
N. saphenus	4
N. medianus	1
Gem. Nerv III/IV (Hohlhand)	1
N. fascialis	1
Lappennerv (N. cutaneus antebra.)	2

cutaneus antebrachii lateralis wurde dann zum Anschluß für den 2. Lappen verwendet (Tabelle 23).

6.4.5 Zusätzliche operative Eingriffe am Empfängergebiet des Lappens

Bei den 141 frei übertragenen Unterarmlappen wurden gleichzeitig insgesamt mit der Lappenübertragung 104 weitere operative Eingriffe zusätzlich neben einem Wunddébridement bzw. einer nochmaligen Sequestrektomie, die nicht als zusätzlicher operativer Eingriff gerechnet wurde, vorgenommen.

Hauptsächlich wurden Spongiosaplastiken sowie eine erneute PMMA-Ketteneinlage durchgeführt. Weitere plastisch-rekonstruktive Maßnahmen waren Spalthaut- und Vollhauttransplantate, Verschiebelappen, Z-Plastiken und Syndaktylieanlagen der Finger (Tabelle 24).

Bei weiteren 4 Patienten wurden schwerste Handverletzungen mit multiplen Verletzungen von Knochen, Sehnen, Nerven und Gefäßen zusätzlich versorgt, um dann mit einem freien Unterarmlappen eine stabile Weichteildefektdeckung zu schaffen. Die Versorgung dieser komplexen Handverletzungen wurde nicht in der Tabelle 24 mit aufgelistet.

Tabelle 24. Zusätzliche operative Eingriffe. Empfängergebiet (n = 104)

Spongiosaplastik	38
PMMA-Ketteneinlage	36
Osteosynthese	8
Hauttransplantation	11
Lappenplastik	2
Nagelbett-Transplantation	1
Arthrodese	3
Spanverblockung MHK I/II	1
Fingertransplantation	1
Neurolyse	1
Syndaktylietrennung	2

Tabelle 25. Intraoperative Komplikationen (Lappen)

	Gesamt (n = 141)		Endstrom (n = 70)		Durchstrom (n = 71)	
Keine	120	(85,1%)	52	(74,3%)	68	(95,8%)
Komplikation	21	(14,9%)	18	(25,7%)	3	(4,2%)
Arterielle Thrombose	11		9		2	
Venöse Thrombose	4		4		0	
Torquierung	1		1		0	
Kinking	3		2		1	
Blutung	2		2		0	
Lappenverlust	1		1		0	

Alle diese zusätzlichen notwendigen operativen Maßnahmen verlängerten natürlich die Operationszeit nicht unerheblich, wobei eine exakte Trennung zwischen Versorgung der tieferen Strukturen und der reinen Operationszeit des freien Unterarmlappens selbstverständlich nicht möglich war.

6.4.6 Intraoperative Komplikationen am Lappen

Bei 120 Lappen (85,1%) traten keine intraoperativen Komplikationen bei den Gefäßnähten auf. Bei 21 Lappenpatienten (14,9%) waren intraoperative Komplikationen an den mikrochirurgisch anastomosierten Gefäßnähten vorhanden.

Von den 70 als Endstromlappen übertragenen Lappen zeigten 52 (74,3%) keine intraoperativen Komplikationen. 18 Lappen (25,7%) wiesen dagegen intraoperative Komplikationen auf. Dagegen fanden sich bei den 71 als Durchstromlappen übertragenen Unterarmlappen nur bei 3 Lappen (4,3%) intraoperative Komplikationen, während 68 Lappen (95,8%) keine Komplikationen aufwiesen.

Dabei lagen die 11 arteriellen Thrombosen an erster Stelle, gefolgt von 4 venösen Thrombosen. Einmal kam es zur Torquierung eines Veneninterponates, 3mal zum Kinking des Gefäßstieles und 2mal zu einer generalisierten Blutung aus dem Lappen infolge einer venösen Abflußstörung.

Insgesamt mußten 15mal die Arterien neu genäht werden, 2mal mit Veneninterponat. 4mal wurden nochmalige End-zu-End-Anastomosen der Venen notwendig.

Nur einmal konnte trotz erneuter Gefäßnähte keine Durchblutung des Lappens erreicht, also die intraoperative Komplikation nicht beherrscht werden. Bei diesem Patienten wurde in gleicher Sitzung ein anderer freier Lappen zur Defektdeckung übertragen, der dann keine intraoperativen Komplikationen aufwies (Tabelle 25).

6.4.7 Versorgung des Lappenhebungsdefektes

Nach Abtrennung des Lappens erfolgt vom 2. Operationsteam am Arm die Wiederherstellung der A. radialis durch ein Veneninterponat, welches vom Unterarm ge-

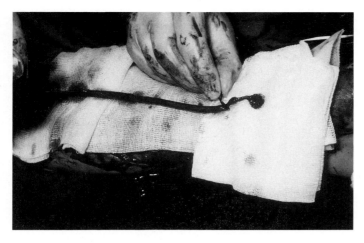

Abb. 65. Veneninterponat für den Defekt der A. radialis; proximale Anastomose schon fertiggestellt; deutliche Füllung des Interponates

wonnen werden kann. Hier wird die V. cephalica genommen und in der entsprechenden Länge freipräpariert, um den Defekt der A. radialis spannungslos überbrücken zu können.

Dieses Veneninterponat wird in retrograder Richtung interponiert, um die Venenklappen auszuschalten. Vorher wird das Veneninterponat mit physiologischer Kochsalzlösung durchspült. Undichte Abgänge oder Venenwandlöcher im Interponat werden entweder ligiert oder durch Umstechung verschlossen.

Nicht selten ist das Veneninterponat verschlossen, thrombosiert oder obliteriert, insbesondere wenn bei den vielen vorherigen operativen Eingriffen Blutentnahmen und Infusionen in diesem Bereich vorgenommen wurden. Kann die V. cephalica nicht für die Wiederherstellung der A. radialis als Veneninterponat verwendet werden, wird

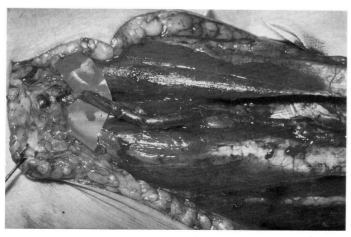

Abb. 66. Zu geringe Spannung des Veneninterponates; deutliches Kinking

auf die Wiederherstellung der A. radialis, soweit es die Durchblutung der Hand zuläßt, verzichtet. Muß zur Sicherstellung der Handdurchblutung jedoch trotzdem eine Rekonstruktion der A. radialis erfolgen, wird die V. saphena magna genommen.

Nach Fertigstellung der proximalen Anastomose muß kurzfristig das Veneninterponat mit Blut durchströmt werden (Abb. 65). Nur so ist zum einen ersichtlich, ob das Veneninterponat durchgängig ist, zum anderen wird eine Torquierung des Interponates dadurch vermieden. Nach diesem Vorgehen und erneuter Blutsperre oder Abklemmen der A. radialis im proximalen Bereich kann die distale Anastomose gefertigt werden. Dabei muß aber das Veneninterponat in einer gewissen Spannung eingenäht werden, sonst stellt sich ein Kinking des Veneninterponates ein (Abb. 66). Dann erfolgen die erneute Freigabe des Blutstromes und die Sicherstellung der Anastomosendurchgängigkeit.

Durch den Kaliberunterschied der A. radialis und des Veneninterponates kann es leicht zu strömungsbedingten thrombotischen Verschlüssen im proximalen sowie im distalen Anastomosengebiet kommen. Außerdem bewirkt der höhere arterielle Druck im Veneninterponat infolge des unterschiedlichen Wandaufbaues ein stärkeres Aufblähen des Interponates gegenüber der Arterie selbst. Daraus resultiert der sichtbare Kaliberunterschied zwischen Arterie und Veneninterponat (Abb. 67).

Um diesen Kaliberunterschied zu beseitigen und um eine Verstärkung der Venenwand von außen zu bekommen, wird nach Fertigstellung sowohl der proximalen als auch der distalen Anastomose, die mit 8 x 0 Nylon-Einzelknopfnähten ausgeführt wird, nochmals kurzfristig eine Oberarmblutsperre angelegt. Das Blut im Veneninterponat wird jetzt vollständig von proximal nach distal ausgestrichen und die A. radialis sowohl proximal als auch distal vor bzw. nach der Anastomose mit einer Gefäßklemme abgeklemmt. Das Veneninterponat wird daraufhin in seiner gesamten Länge mit einem schnell härtenden Fibrinkleber ganz umscheidet (Abb. 68). Nach diesem Vorgehen werden sowohl die Gefäßklemmen abgenommen als auch die Blutsperre wieder eröffnet. Das Veneninterponat kann aufgrund des eingebrachten Fibrinklebers sich nicht mehr aufblähen. Der Kaliberunterschied zwischen Arterie und Veneninter-

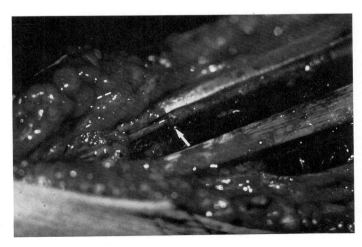

Abb. 67. Deutlicher Kaliberunterschied zwischen Veneninterponat und A. radialis

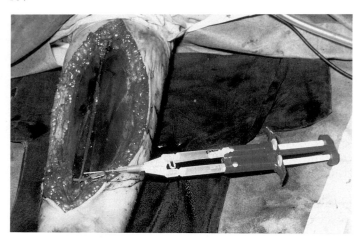

Abb. 68. Umscheidung des Veneninterponates mit einem schnellhärtenden Fibrinkleber

ponat ist nicht mehr vorhanden bzw. nicht mehr so stark ausgeprägt, so daß es nicht mehr zu strömungsbedingten thrombotischen Verschlüssen im Anastomosengebiet kommen kann.

Das Veneninterponat muß jetzt in die Tiefe verlagert werden. Hierfür wird der Muskel des Flexor pollicis longus vom Radius abpräpariert, das Veneninterponat unter die Muskulatur verlagert (Abb. 69) und der abpräparierte Rand des M. flexor pollicis longus wieder mit 5 x 0 bzw. 6 x 0 PDS-Nähten rückvernäht. Das Veneninterponat ist jetzt durch die Muskulatur geschützt (Abb. 70). Erfolgt diese Verlagerung nicht, so liegt das Veneninterponat direkt unter dem vorzunehmenden Hauttransplantat, mit welchem der Hebungsdefekt des Unterarmlappens verschlossen wird. Hierbei kann es entweder zur Thrombosierung des gesamten Veneninterponates kommen

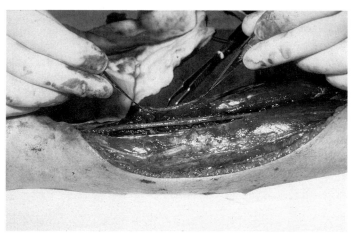

Abb. 69. Verlagerung des Veneninterponates unter die vom Radius abgelöste Muskulatur des Flexor pollicis longus

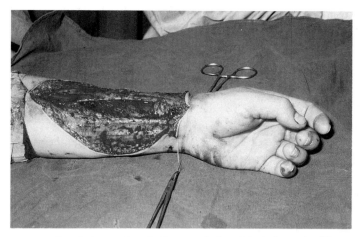

Abb. 70. Veneninterponat unter die wieder an den Radius angeheftete Muskulatur des Flexor pollicis longus verlagert und somit geschützt

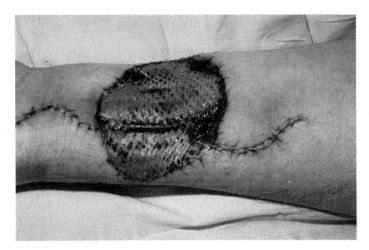

Abb. 71. Oberflächlich direkt unter dem Hauttransplantat verlaufendes, vollständig thrombosiertes Veneninterponat

(Abb. 71) oder aber das Veneninterponat liegt sehr oberflächlich, direkt unter dem Hauttransplantat und ist daher sehr leicht verletzbar (Abb. 72).

Nach Verlagerung des Veneninterponates unter die Muskulatur wird der Hebungsdefekt so weit wie möglich verkleinert und dann der restliche Hebungsdefekt mit einem Spalthauttransplantat, welches von der Oberschenkelvorderseite mit einem Dermatom entnommen wird, verschlossen (Abb. 73).

Das eingenähte Hauttransplantat wird mit einem Fettgazeverband auf dem Wundgrund gehalten und mit einer elastischen Bandage fixiert. Der Fixationsdruck der ela-

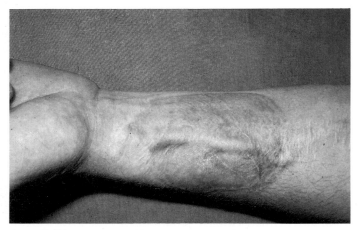

Abb. 72. Direkt unter der Haut verlaufendes Veneninterponat, leicht verletzbar

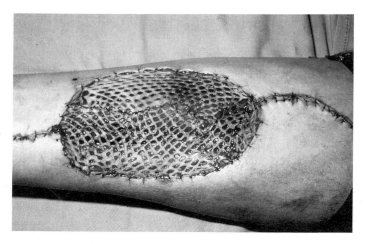

Abb. 73. Verkleinerter Hebungsdefekt des Unterarmlappens mit einem Spalthauttransplantat als Mesh-graft bedeckt

stischen Bandage darf nicht zu stark sein, um das Veneninterponat nicht zu komprimieren. Zur Ruhigstellung wird ein Oberarmgips in Funktionsstellung angelegt.

6.4.7.1 Veneninterponate für den Defekt der A. radialis

Die Länge der benötigten Veneninterponate für die A. radialis lag zwischen 8 und 29 cm. Genommen wurde ausschließlich die V. cephalica vom gleichen Unterarm. War diese zu kurz, obliteriert oder thrombosiert, so wurde auf die Wiederherstellung der A. radialis verzichtet, wenn die Durchblutung der Hand und des gesamten Unterarmes über die A. ulnaris und den Hohlhandbogen ausreichend vorhanden war.

Tabelle 26. Länge des Veneninterponats:
A. radialis (n = 99)

cm		
– 10	4	(4,0%)
– 15	32	(32,3%)
– 20	32	(32,3%)
– 25	26	(26,3%)
– 30	5	(5,1%)

Im Durchschnitt betrug die Länge des Veneninterponates bei den 99 Hebungsdefekten 17,8 cm. 4 Veneninterponate (4,0%) waren unter 10 cm, je 32 (32,3%) bis zu 15 cm bzw. 20 cm und 26 (26,3%) bis zu 25 cm lang. 5 Veneninterponate (5,1%) wiesen eine Länge von bis zu 30 cm auf (Tabelle 26).

75 der 99 Veneninterponate wurden unter die Muskulatur des Flexor pollicis longus verlagert.

6.4.7.2 Intraoperative Komplikationen bei der Rekonstruktion der A. radialis am Hebungsort

Bei 99 (70,2%) von 141 Hebungsdefekten am Unterarm wurde die A. radialis durch ein Veneninterponat – genommen wurde ausschließlich die V. cephalica – wiederhergestellt. Bei 90 Patienten (90,9%) traten bei der mikrochirurgischen Wiederherstellung der A. radialis keine Komplikationen auf. Bei 9 Patienten (9,1%) waren aber Komplikationen vorhanden. 5mal fanden sich intraoperativ Thrombosen im Anastomosenbereich des Veneninterponates. 4mal wurde eine neue End-zu-End-Anastomose vorgenommen, einmal erfolgte eine Umstechung bzw. Unterbindung, weil eine Blutung aus dem Veneninterponat nicht gestillt werden konnte. 3mal lagen Torquierungen des Veneninterponates vor, die ebenfalls eine weitere Anastomose nach richtiger Lage des Veneninterponates notwendig machten (Tabelle 27).

6.4.8 Operationsdauer

Als Operationsdauer wurde jeweils der Zeitraum zwischen Hautschnitt und letzter Hautnaht am Patienten gerechnet. Vorbereitungszeiten mit Narkoseeinleitung, Ab-

Tabelle 27. Intraoperative Komplikationen:
Veneninterponat (n = 99)

Keine	90	(90,9%)
Komplikation	9	(9,1%)
Thrombose	5	
Torquierung	3	
Blutung	1	

Tabelle 28. Operationsdauer:
Unterarmlappen (n = 141)

h		
–4	7	(5,0%)
–5	33	(23,4%)
–6	32	(22,7%)
–7	29	20,6%)
–8	14	(9,9%)
–9	13	(9,2%)
>9	13	(9,2%)

waschen und steriler Abdeckung sowie Anlegen von Verbänden und der Gipse wurden nicht dazugezählt.

Die durchschnittliche Operationsdauer bei 138 Patienten, bei denen insgesamt 141 freie Unterarmlappen übertragen wurden, lag bei 6,36 h. Bei 3 Patienten wurden während einer Operation 2 freie Unterarmlappen gleichzeitig transplantiert. Für die Auswertung der Operationsdauer wurde bei diesen 3 Patienten die Operationszeit halbiert, um für jeden Lappen eine anrechnungsfähige Operationsdauer zu bekommen. Die kürzeste Operationszeit betrug 3 h, die längste Operationszeit 14,5 h (Tabelle 28).

Die durchschnittliche Operationszeit beim Durchstromlappen betrug 6,37 h, während sie beim Endstromlappen mit 6,35 h nicht wesentlich niedriger lag. Ohne Wiederherstellung der A. radialis am Hebungsdefekt durch ein Veneninterponat lag die durchschnittliche Operationszeit bei 6,22 h.

6.5 Postoperative Maßnahmen

6.5.1 Postoperative Behandlung

Die postoperative Behandlung der Patienten mit einer freien Lappentransplantation erfolgt nach einem standardisierten Behandlungsschema, von dem nur abgewichen wird, wenn Komplikationen entweder am Hebungsort oder am Empfängerort des Lappens auftreten. Die Patienten verbleiben die Nacht über am Operationstag auf der Wachstation und werden am 1. postoperativen Tag nachmittags wieder auf die periphere Station verlegt, falls keine Komplikationen aufgetreten sind.

6.5.1.1 Lappenhebungsort

Der Arm wird auf einer Oberarmgipsschiene für 1 Woche ruhiggestellt, damit auch die Unterarmdrehung ausgeschlossen ist, um eine Verwerfung des Hauttransplantates zu verhindern. Der Arm wird auf einem Kissen hochgelagert. Der 1. Verbandswechsel am Arm erfolgt am 5. postoperativen Tag. Nach 1 Woche wird der Gips auf Unterarmlänge gekürzt und für eine weitere Woche noch belassen. Danach kommt eine intensive Übungsbehandlung zur Anwendung, auch wenn das Transplantat nicht voll-

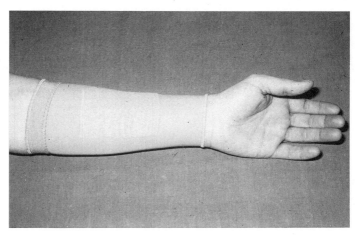

Abb. 74. Kompressionsbandage am Unterarm zur Vermeidung einer überschießenden Narbenreaktion am Hebungsdefekt

ständig eingeheilt ist. Für weitere 14 Tage wird der Unterarm mit einer elastischen Bandage gewickelt. Neben einer Transplantatpflege wird zusätzlich dann noch eine Kompressionsbandage für den Arm angepaßt, die für weitere 3 Monate getragen werden muß, um eine überschießende Narbenreaktion am Unterarm zu verhindern (Abb. 74).

6.5.1.2 Lappenempfängerort

Die Lappenempfängerextremität wird auf einer Gipsschiene ruhiggestellt und hochgelagert. Zirkuläre strangulierende Verbände sind zu vermeiden. Der Lappen selbst wird offengelassen, damit seine Farbe, sein Aussehen sowie der Reflux überwacht werden können. Stündliche Temperaturmessungen mit einem Temperaturfühler erfolgen, um eine Thrombose so früh wie nur irgend möglich erkennen und die geeignete Therapie, evtl. eine frühzeitige Revision der Gefäßanastomosen, einleiten zu können.

Die frühzeitige Erkennung von arteriellen bzw. venösen Thrombosen der anastomosierten Gefäße und die frühzeitige Revision der Gefäßanastomosen können ausschlaggebend für das Gelingen der freien Lappentransplantation sein.

Zur besseren postoperativen Überwachung der frei übertragenen Lappen mit mikrovaskulärem Anschluß erfolgt neuerdings die arterielle und venöse Druckmessung am frei übertragenen Unterarmlappen.

Hierfür werden je ein Katheter mit einem Außendurchmesser von 0,6–0,8 mm beim Endstromlappen in den distalen Lappenarterienstumpf und eine der Begleitvenen eingelegt (Abb. 75) und somit die arteriellen und venösen Druckwerte laufend gemessen. Für den Durchstromlappen wird der Katheter in eine große Hautvene implantiert. Eine arterielle Druckmessung ist bei dieser Form der Lappenübertragung nicht möglich.

Die Druckmessungen erfolgen am Operationstag sowie am 1. postoperativen Tag. Thrombotische Verschlüsse sind in unserem Krankengut entweder sofort während des

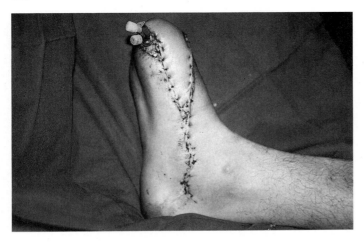

Abb. 75. Kathetereinlage am distalen Gefäßstiel eines Endstromlappens zur ständigen postoperativen arteriellen und venösen Druckmessung (Vene *unten*; Arterie *oben*)

operativen Eingriffes oder aber bis zum 1. postoperativen Tag aufgetreten. Spätthrombotische Verschlüsse der Gefäße sind nicht beobachtet worden.

Natürlich entbindet diese Druckmessung den Operateur nicht von der klinischen Kontrolle der Durchblutung des Lappens selbst. Die Druckmessungen können nur die Entscheidung erleichtern, ob es sich um ein Einbluten in den Lappen selbst bzw. um ein Hämatom handelt oder ob ein thrombotischer Verschluß in den anastomosierten Venen oder Arterien vorliegt. Somit unterstützt die Druckmessung die Entscheidung, ob eine Revision notwendig ist oder nicht. Der klinische Aspekt des Lappens darf dabei nicht außer acht gelassen werden (Abb. 76).

Liegt ein Druckanstieg in dem venösen System vor, was auf eine Abflußbehinderung der anastomosierten Venen hindeutet, wird zunächst mit einer heparinhaltigen Kochsalzlösung durch den Katheter gespült. Wenn diese Durchspülung im venösen Katheter nicht mehr möglich ist, oder wenn dadurch nicht ein konstantes Absinken des erhöhten Venendruckes zurück auf den Ausgangswert erreicht werden kann, muß eine sofortige Revision der Anastomosen erfolgen.

An Medikamenten werden ein Breitbandantibiotikum sowie abschwellende Medikamente für 5 Tage gegeben. Für 10 Tage wird ein niedermolekulares Dextran zur Verbesserung der Rheologie verabreicht. Als allgemeine Thromboseprophylaxe erfolgt eine Heparingabe von 10.000–20.000 I.E./Tag je nach Gewicht des Patienten, bis eine volle Mobilisation erreicht ist. Wichtig ist die Substitution von AT III, sofern der Wert unter 80% in den ersten 5–7 postoperativen Tagen abfällt.

Verbandswechsel bei durchfeuchteten bzw. blutverkrusteten Verbänden sind erforderlich, in den ersten postoperativen Tagen wenn nötig sogar mehrmals am Tage oder nachts.

Nach 10 Tagen wird der Patient mobilisiert und darf mit elastisch gewickelten Extremitäten – hier müssen die Verbandstouren auch über den freien Lappen gewickelt werden – auftreten und belasten. Eine zunehmende Mobilisierung zunächst mit Unterarmgehstützen, später ohne, wird entsprechend eingeleitet. Sofern eine Spongiosapla-

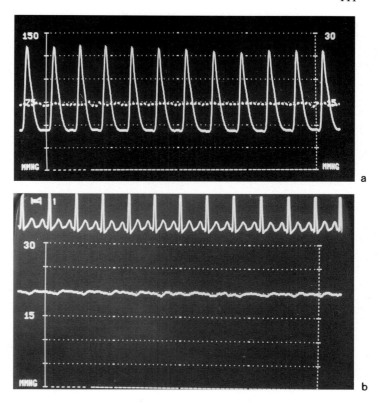

Abb. 76. a Arterielle und venöse Druckmessung im Unterarmendstromlappen. Arterielle Drücke liegen zwischen 145 und 55 mmHg *(linke Skala)*, venöser Druck bei 15 mmHg *(rechte Skala; gestrichelte Linie)*. **b** Venöse Druckmessung im Unterarmdurchstromlappen, venöser Druck liegt bei 19/20 mmHg *(untere Linie am Monitor)*

stik zum Aufbau eines Knochendefektes erfolgt ist, verzögert sich selbstverständlich die Belastung der Extremität je nach Einbau des Knochentransplantates. Diese Patienten werden nach 10 Tagen zunächst im Rollstuhl bei hochgelagerter Extremität mobilisiert.

6.5.2 Postoperative Komplikationen am Lappen

89 (63,6%) der 140 freien Unterarmlappen heilten ohne Komplikationen primär ein. Ein Lappen konnte intraoperativ nicht zur Durchblutung gebracht werden und ist deshalb bei den postoperativen Komplikationen nicht aufgeführt. Von den 89 primär eingeheilten Unterarmlappen waren 40 als Endstromlappen und 49 als Durchstromlappen übertragen worden. Insgesamt fanden sich bei 51 (36,4%) der 140 frei übertragenen Unterarmlappen postoperative Komplikationen. Von diesen 51 Lappen waren 29 als Endstromlappen und 22 als Durchstromlappen übertragen worden. Bezogen auf

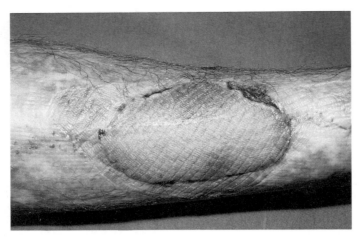

Abb. 77. Wundrandheilstörung am Lappen; häufig kann sie der Sekundärheilung überlassen werden

die Übertragungsformen fanden sich somit postoperative Komplikationen bei Endstromlappen in 42,0%, bei Durchstromlappen in 31,0%.

Bei 30 Lappen (21,4%) traten Wundrandheilungsstörungen auf (Abb. 77). Diese waren insbesondere dann vorhanden, wenn nicht der gesamte Narbenbezirk am Empfängerort exzidiert wurde bzw. nicht vollständig exzidiert werden konnte, weil sonst das zu deckende Gebiet für den Unterarmlappen zu groß geworden wäre. Aber bei nur 9 (6,4%) dieser Wundrandheilungsstörungen war eine Spalthauttransplantation notwendig. Diese Hautbedeckung erfolgte fast in allen Fällen im Narbenfeld und nicht am Lappen selbst. Nur in wenigen Ausnahmen betrafen sie den Lappenrandbezirk. Von den 30 Wundheilungsstörungen am Lappenrand konnten 19 der Sekundärheilung

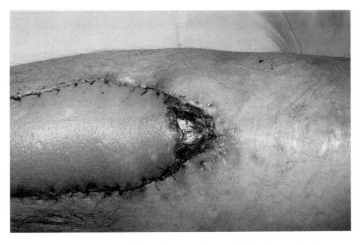

Abb. 78. Lappenteilnekrose bei sonst primärer Einheilung des Lappens

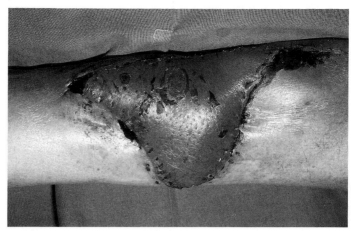

Abb. 79. Hämatom unter einem noch gut durchbluteten Unterarmlappen

ohne einen weiteren operativen Eingriff überlassen werden. 2mal mußte eine Sekundärnaht erfolgen.

Lappenrand- bzw. Lappenteilnekrosen (Abb. 78) fanden sich in 3 Fällen (2,1%). 3mal traten Blutungen (2,1%) auf, 6mal (4,2%) lag ein Hämatom (Abb. 79) vor, 2mal wurde eine Lappendehiszenz (1,4%) beobachtet (Abb. 80). Bei 5 Lappen (3,6%) lag weiterhin eine Fistel vor, weil eine nicht vollständige Sequestrektomie vorgenommen worden war (Abb. 81).

An schweren Komplikationen traten 5mal eine arterielle Thrombose der Lappenarterie (5,6%) sowie 6mal eine venöse Thrombose (4,3%) auf. Trotz Thrombektomie sowie erneuter Arterien- und Venennähte, 3mal mit Veneninterponaten, konnten insgesamt 5 Lappen nicht zur Einheilung gebracht werden (Tabelle 29). 4 von diesen

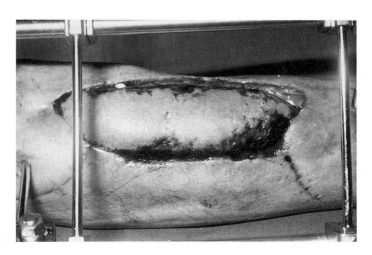

Abb. 80. Lappenrandnekrose eines Durchstromlappens sowie Lappenranddehiszenz

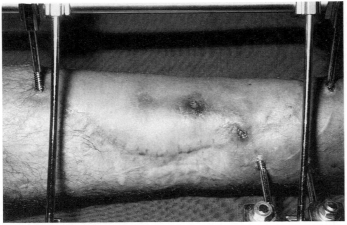

Abb. 81. Fistelbildung im Lappen bei nicht vollständig durchgeführter Sequestrektomie

nicht zur Einheilung gebrachten Lappen waren als Endstromlappen und nur einer als Durchstromlappen übertragen worden.

Bei 108 Lappen (77,1%) war ein weiterer operativer Eingriff nicht notwendig. Bei 22 Lappen (15,7%) erfolgte eine weitere Operation, bei 8 Lappen (5,7%) waren 2 weitere Operationen und bei 2 Lappen (1,4%) 4 weitere operative Eingriffe erforderlich.

Dabei war ein Unterschied zwischen dem als Endstrom- und dem als Durchstromlappen übertragenen Unterarmlappen zu erkennen. Bei den 69 Endstromlappen mußte in 72,5% der Fälle (50 Lappen) kein weiterer operativer Eingriff vorgenommen wer-

Tabelle 29. Postoperative Komplikation: Unterarmlappen

	Gesamt (n = 140)		Endstrom (n = 69)		Durchstrom (n = 71)	
Keine	89	(63,6%)	40	(58,0%)	49	(69,0%)
Komplikation	51	(36,4%)	29	(42,0%)[a]	22	(31,0%)
Wundrandheilungsstörung	30		16		14	
Teilnekrose	3		1		2	
Blutung	3		3		0	
Hämatom	6		5		1	
Dehiszenz	2		1		1	
Fistelung	5		3		2	
Arterielle Thrombose	5		4		1	
Venöse Thrombose	6		2		4	
Lappenverlust	5	(3,6%)	4	(5,8%)	1	(1,4%)

[a] Ein Endstromlappen konnte intraoperativ nicht zur Durchblutung gebracht werden. Die Zahl der einzeln aufgeführten Komplikationsarten ist größer, weil bei einigen Lappen mehrere Komplikationen vorhanden waren.

Tabelle 30. Postoperative Komplikation. Weitere Operationen

Operation (n)	Gesamt (n = 140)		Endstrom (n = 69)		Durchstrom (n = 71)	
Keine	108	(77,1%)	50	(72,5%)	58	(81,7%)
1	22	(15,7%)	14	(20,3%)	8	(11,3%)
2	8	(5,7%)	4	(5,8%)	4	(5,6%)
3	0	(0,0%)	0	(0,0%)	0	(0,0%)
4	2	(1,4%)	1	(1,4%)	1	(1,4%)

den, während bei den 71 Durchstromlappen bei 58 Lappen (81,7%) dies nicht notwendig war. Jeweils eine Operation wurde bei 14 Endstromlappen (20,3%) bzw. bei 8 Durchstromlappen (11,3%) vorgenommen. Jeweils 4mal mußten sowohl beim Durchstromlappen (5,6%) als auch beim Endstromlappen (5,8%) 2 weitere operative Eingriffe erfolgen. Je einmal waren 4 Operationen (1,4%) notwendig. Diese setzten sich aus Thrombektomien und Gefäßrevisionen, aus der Abtragung des Lappens beim Verlust und einer Kunsthautbedeckung sowie aus der erneuten Weichteilrekonstruktion zusammen. Insgesamt waren bei 19 Endstromlappen (27,5%) erneute operative Eingriffe notwendig, während dies bei nur 13 Durchstromlappen (18,3%) der Fall war (Tabelle 30).

Im ganzen waren 46 weitere operative Maßnahmen (32,8%) an den 140 freien Unterarmlappen erforderlich. Davon entfielen auf den Endstromlappen 26 Operationen (37,7%), während bei den Durchstromlappen 20 operative Eingriffe (28,2%) notwendig wurden.

Die notwendigen Operationen am Lappen konnten in frühoperative Eingriffe, die zum Einheilen sowie zum Verschluß von Defekten notwendig wurden, und in spätoperative Eingriffe, zu denen Narbenkorrekturen sowie Entfettungen der Lappen zählten, unterteilt werden.

Dabei waren insgesamt 36 (25,7%) frühoperative Eingriffe, 19 (27,5%) bei den Endstromlappen und 17 (23,9%) bei den Durchstromlappen, sowie 10 spätoperative Eingriffe (7,1%), 7 (10,1%) bei den Endstromlappen und 3 (4,2%) bei den Durchstromlappen, notwendig.

Von den 36 frühoperativen Eingriffen wurden 7 (19,4%) an den Gefäßen vorgenommen in Form von Thrombektomien sowie Gefäßnähten und Gefäßinterponaten. 11mal (30,5%) erfolgte eine Spalthauttransplantation zum Verschluß eines oberflächlichen Defektes. Eine Sekundärnaht war 6mal (16,7%) notwendig, eine Hämatomausräumung 4mal (11,1%). Einmal erfolgte eine Umstechung (2,8%), 5mal (13,9%) mußte der nekrotisch gewordene Lappen entfernt und 2mal (5,6%) eine Lappenplastik vorgenommen werden.

Bei den 10 spätoperativen Eingriffen wurde 5mal eine Narbenkorrektur, 3mal eine Entfettung und 2mal eine Syndaktylietrennung vorgenommen. Dabei waren mehrere Finger nach Anlage einer künstlichen Syndaktylie mit einem freien Unterarmlappen bedeckt worden (Tabelle 31).

Tabelle 31. Weitere Operationen: Unterarmlappen (n = 46)

	Frühoperative Eingriffe (25,7%)		
	Gesamt (n = 36)	Endstrom (n = 19)	Durchstrom (n = 17)
Gefäßrevision	7 (19,4%)	6 (31,6%)	1 (5,9%)
Hauttransplantation	11 (30,5%)	4 (21,0%)	7 (41,1%)
Sekundärnaht	6 (16,7%)	1 (5,3%)	5 (29,4%)
Hämatomausräumung	4 (11,1%)	3 (15,8%)	1 (5,9%)
Umstechung	1 (2,8%)	0 (0,0%)	1 (5,9%)
Lappenabtragung	5 (13,9%)	4 (21,0%)	1 (5,9%)
Lappenplastik	2 (5,6%)	1 (5,3%)	1 (5,9%)

	Spätoperative Eingriffe (7,1%)		
	Gesamt (n = 10)	Endstrom (n = 7)	Durchstrom (n = 3)
Narbenkorrektur	5 (50,0%)	3 (42,9%)	2 (66,7%)
Entfettung	3 (30,0%)	3 (42,9%)	0 (0,0%)
Syndaktylietrennung	2 (20,0%)	1 (14,2%)	1 (33,3%)

6.5.3 Postoperative Komplikationen am Lappenhebungsort

Die Versorgung der Hebungsdefekte erfolgte 126mal mit einem Spalthauttransplantat (89,4%), häufig in Form eines Mesh-graft-Transplantates in einem Gitterverhältnis von 1:1,5. Erfolgte die Spalthauttransplantation in einem Stück, so wurde diese mehrmals inzidiert, damit ein Abfluß des Blutes und des Wundsekretes möglich war. 11mal wurde ein Vollhauttransplantat aus der Leiste (7,8%) genommen, und 4mal

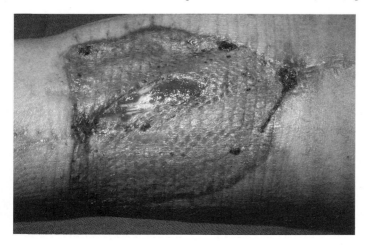

Abb. 82. Teilnekrose des Hauttransplantates am Lappenhebungsort

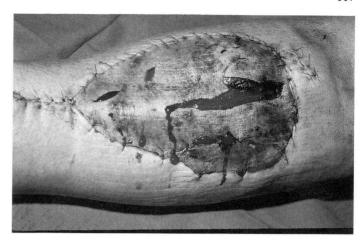

Abb. 83. Hämatom unter einem mit Spalthaut bedeckten Unterarmlappenhebedefekt

(2,8%) konnte ein Direktverschluß des Lappenhebungsdefektes vorgenommen werden.

Von den 141 versorgten Hebungsdefekten war es in 69 Fällen (48,9%) zu einer komplikationslosen Heilung gekommen. Bei 38 (27,0%) lag eine Wundheilungsstörung vor, ohne daß weitere operative Maßnahmen erfolgen mußten, weil diese Wundheilungsstörungen sekundär abheilten, ohne einen Funktionsverlust zu hinterlassen. Bei den restlichen 34 Lappenhebungsdefekten (24,1%) waren 26 Teilnekrosen des Transplantates (Abb. 82), 3 Blutungen, 4 Aneurysmen an den Veneninterponaten sowie ein Hämatom (Abb. 83) aufgetreten (Tabelle 32).

Aber nur 17mal mußte eine Zweitoperation vorgenommen werden, einmal sogar 2 operative Eingriffe. Um eine Abheilung des Hebungsdefektes zu erzielen, waren 19 Operationen (13,5%) bei 141 Hebungsdefekten (Tabelle 33) notwendig.

Insgesamt erfolgte 13mal eine Spalthauttransplantation (68,4%), 3mal ein Verschiebelappen (15,8%), 2mal eine Umstechung des Veneninterponates wegen Ausbildung eines Aneurysmas (10,5%) sowie einmal eine Hämatomausräumung (5,3%).

Tabelle 32. Postoperative Komplikation: Hebungsort (n = 141)

Keine	69	(48,9%)
Komplikation	72	(51,1%)
Wundheilungsstörung	38	(27,0%)
Teilnekrose	26	(18,5%)
Blutung	3	(2,1%)
Aneurysma	4	(2,8%)
Hämatom	1	(0,7%)

Tabelle 33. Postoperative Komplikation:
Operation am Hebungsort (n = 19)

Hauttransplantation	13	(68,4%)
Verschiebelappen	3	(15,8%)
Hämatomausräumung	1	(5,3%)
Umstechung	2	(10,5%)

6.5.4 Zusätzliche operative Maßnahmen an den tieferen Strukturen nach Lappenübertragung

Durch Schaffung eines stabilen Weichteilmantels nach Übertragung eines freien Unterarmlappens konnten an den tieferen Strukturen weitere operative Maßnahmen vorgenommen werden, ohne daß es dabei zu einem Verlust oder zu einer Schädigung des Lappens gekommen wäre. Bis auf einen Patienten, bei dem eine Sehnenumlagerung an der Hand erfolgte, stand bei 54 Patienten ausschließlich die Knochenrekonstruktion im Vordergrund.

Bei 87 Lappen (61,7%) waren keine Folgeoperationen an den tieferen Strukturen notwendig. Eine Folgeoperation mußte bei 10 Lappen, 2 bei 16 Lappen sowie 3 Folgeoperationen bei 17 Lappen vorgenommen werden. Bei 11 Lappen waren 4 und mehr Folgeoperationen erforderlich.

Bei einem Patienten mußten insgesamt 9 Folgeoperationen vorgenommen werden, um eine Ausheilung einer infizierten Defektpseudarthrose an der Tibia zu erzielen. Dafür waren 5 Sequestrektomien, 3 Spongiosaplastiken sowie die Entfernung des Fixateur externe notwendig.

Die meisten der 139 Folgeoperationen stellten die Spongiosaplastiken mit 47 dar, wobei 28mal 1, 5mal 2, 5mal 3 sowie 1mal insgesamt 4 Knochenübertragungen erforderlich waren, um eine Knochendefektausheilung zu erzielen.

45 Folgeoperationen an Knochen waren die teilweise bzw. vollständige Entfernung des Fixateur externe nach Ausheilung sowie knöcherner Konsolidierung des Knochendefektes. Zu den Folgeoperationen wurden außerdem die insgesamt 32 PMMA-Kettenimplantationen bzw. -entfernungen gerechnet.

3 Reosteosynthesen mußten nach Refraktur vorgenommen werden, 2 Arthrodesen des oberen Sprunggelenkes sowie 8 Materialentfernungen. Einmal erfolgte eine Unterschenkelamputation, nachdem die Osteitis trotz mehrmaliger Sequestrektomien und freier Lappenübertragung nicht beherrscht werden konnte; der freie Unterarmlappen selbst war gut eingeheilt (Tabelle 34).

Insgesamt erfolgten nach Lappenübertragung nochmals 19 Sequestrektomien, davon bei 4 Patienten mehrere, bei einem Patienten sogar bis zu 5mal.

6.5.5 Stationäre Behandlungsdauer nach Lappenübertragung

Die stationäre Behandlungszeit nach der freien Unterarmlappenübertragung lag im Durchschnitt bei 132 eingeheilten Lappen bei 11, 2 Wochen. 3 Patienten wurden nach

Tabelle 34. Folgeoperation an tieferen Strukturen (n = 139)

Spongiosaplastik	47
Fixateurentfernung	45
PMMA-Kettenentfernung	32
Arthrodese	2
Amputation	1
Osteosynthese	3
Materialentfernung	8
Sehnentransplantation	1

2, 3 bzw. 4 Wochen in ein anderes Krankenhaus zur Weiterbehandlung verlegt. Diese wurden nicht mitbewertet, um die Behandlungsdauer nach Lappenübertragung nicht falsch-positiv zu beeinträchtigen.

Die Behandlungszeiten bei 6 Patienten, bei denen es zum Lappenverlust bzw. nicht zur Lappendurchblutung gekommen war, wurden ebenfalls nicht mitgezählt.

Die kürzeste stationäre Behandlungszeit betrug 14 Tage, die längste dauerte 96 Wochen (Tabelle 35). Die Behandlungsdauer war natürlich auch abhängig von der Sanierung und Wiederherstellung des Knocheninfektes bzw. Defektes. Die durchschnittlich geringste Behandlungsdauer von 6,1 Wochen lag bei den zu behebenden alleinigen Weichteildefekten bzw. instabilen Narben. Bei den infizierten Weichteildefekten sowie bei solchen mit Knochenbeteiligung war schon eine durchschnittliche Behandlungsdauer von 8,6–9,4 Wochen zu verzeichnen.

Lag eine infizierte Pseudarthrose mit einem Weichteilschaden vor, betrug die durchschnittliche Behandlungszeit 10,7 Wochen. Im Durchschnitt 21,5 Wochen mußten die infizierten Defektpseudarthrosen mit einem Weichteilschaden stationär behandelt werden (Tabelle 36).

Nicht mit berücksichtigt wurden nachfolgende stationäre Behandlungen, die aufgrund weiterer Maßnahmen an den tieferen Strukturen notwendig wurden. Auch diejenigen stationären Behandlungen, welche für die „spätoperativen Maßnahmen" an den Lappen erforderlich waren, wurden nicht in die Behandlungszeit mit eingerechnet. Hier handelte es sich nicht um Behandlungszeiten, die für die Lappeneinheilung notwendig waren, sondern um Behandlungen, die entweder aus kosmetischer Sicht oder aber aufgrund von störenden Narben erfolgten.

Tabelle 35. Stationäre Behandlungsdauer (n = 132)

Wochen		
– 4	23	(17,4%)
– 8	54	(40,9%)
– 12	21	(15,9%)
– 16	18	(13,6%)
– 20	4	(3,0%)
– 24	6	(4,6%)
> 24	6	(4,6%)

Tabelle 36. Stationäre Behandlungsdauer: Weichteilschaden (n = 132)

	n	Dauer (Wochen)
Instabile Narbe	11	6,1
Weichteildefekt	45	8,8
Knochenweichteildefekt	5	9,4
Knochenweichteilinfekt	38	8,6
Infizierte Pseudarthrose	7	10,7
Infizierte Defektpseudarthrose	26	21,5

6.6 Nachuntersuchungen und Ergebnisse

Von den 141 frei übertragenen Unterarmlappen konnten 126 (89,4%) nachuntersucht werden. Zu den 15 Unterarmlappenpatienten, die nicht nachuntersucht werden konnten, gehörten die 6 Patienten, bei denen ein Lappenverlust aufgetreten war. Ein Patient war verstorben, 5 in ihre Heimat zurückgekehrt und 3 unbekannt verzogen. Die Nachuntersuchungszeit belief sich auf 6–67 Monate, im Durchschnitt lag sie bei 27,3 Monaten.

Hauptmerkmal der Nachuntersuchung war die Beurteilung des kosmetischen Aspektes des Lappens sowie des Hebungsdefektes zum einen durch den Untersucher bzw. den Operateur, zum anderen durch den Patienten selbst. Des weiteren wurden die Rückgewinnung der Sensibilität des Lappens und des Hebungsdefektes sowie das funktionelle Ergebnis am Hebungsort beurteilt. Durch thermographische Untersuchungen wurde versucht zu objektivieren, ob die Entnahme des Unterarmlappens mit der A. radialis einen Einfluß auf die Durchblutung der Hand nahm, wenn die A. radialis nicht durch ein Veneninterponat wiederhergestellt wurde. Die Durchblutungsverhältnisse der Hand wurden außerdem bei rekonstruierter und durchgängiger A. radialis mit der Thermographie überprüft.

6.6.1 Bewertung der kosmetischen Ergebnisse

Für die subjektive Meinung des Operateurs waren sowohl für die Lappenbeurteilung als auch für die Beurteilung des kosmetischen Aussehens des Hebungsdefektes folgende Einteilungsgrade möglich: „gut", „befriedigend" und „schlecht".

Dabei waren neben dem kosmetischen Aussehen des Hebungsdefektes gleichfalls die Belastbarkeit, die Verschieblichkeit des Transplantates am Hebungsort sowie der Niveauunterschied zur ortsständigen Umgebung in der Bewertung ausschlaggebend.

Der Patient hatte zusätzlich noch die Möglichkeit, sowohl den Lappen als auch den Hebungsdefekt mit „sehr gut" zu beurteilen.

Der Lappen bekam die Note „gut", wenn er sich der Umgebung gut anglich, keine wesentlichen Narbenbildungen aufwies sowie eine gute Durchblutung zeigte (Abb. 84).

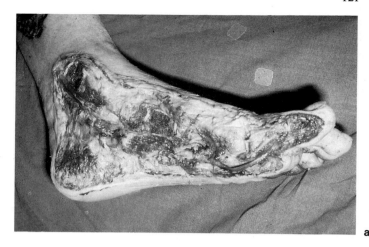

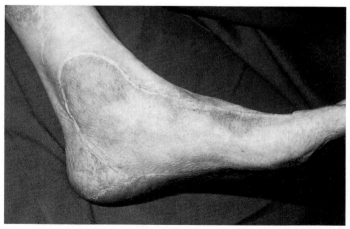

Abb. 84. a Tiefer Weichteildefekt mit freiliegenden Knochen, Sehnen und offenen Gelenken nach Débridement einer tiefgradigen Verbrennung am rechten Fuß. **b** Gutes kosmetisches Ergebnis 3 1/2 Jahre nach Übertragung eines freien Unterarmlappens

Mit „befriedigend" wurde der Lappen beurteilt, wenn eine Höhendifferenz nur von bis zu 1 cm vorhanden und wenn eine mittlere Narbenbildung des Lappenrandes zu erkennen war (Abb. 85).

Als „schlecht" wurde der Lappen angesehen, wenn der Niveauunterschied zur Umgebung größer war als 1 cm, wenn eine schlechte Durchblutung sowie eine erhebliche Narbenbildung mit Lappenrandeinwulstungen und einem insbesondere an der Fußsohle auftretenden Hornhautwall vorlagen (Abb. 86).

Die Beurteilung des Hebungsdefektes wurde wie folgt vorgenommen: Als „gut" wurde der Hebungsdefekt eingestuft, wenn keine Pigmentierung vorhanden war und der Niveauunterschied zur ortsständigen Unterarmhaut nur bis 0,1 cm betrug. Weiterhin mußte eine gute Belastbarkeit des Hauttransplantates vorliegen, und bei Anspan-

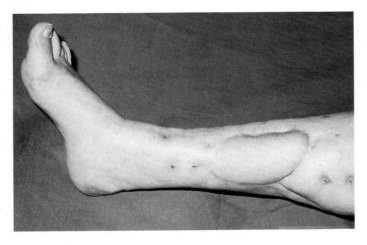

Abb. 85. Befriedigendes kosmetisches Ergebnis eines freien Unterarmlappens am Übergang vom mittleren zum distalen Drittel des rechten Unterschenkels

nung der Unterarmbeugemuskulatur durften keine Einziehungen bzw. Verklebungen des Transplantates auftreten (Abb. 87).

„Befriedigend" fiel die Beurteilung aus, wenn eine mittlere Pigmentierung sowie ein Niveauunterschied von 0,2–0,4 cm vorhanden und wenn außerdem geringe Verklebungen des Hauttransplantates zu erkennen waren oder die Beugemuskulatur beim Anspannen besonders stark hervortrat (Abb. 88). War nur eines von diesen Bewertungskriterien vorhanden und lagen sonst Verhältnisse vor, die zu einer guten Beurteilung geführt hätten, wurde trotzdem die Bewertung mit „befriedigend" vorgenommen.

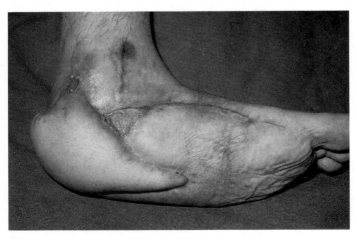

Abb. 86. Schlechtes kosmetisches Ergebnis eines freien Unterarmlappens am linken Fußsohlen- und Fersenbereich

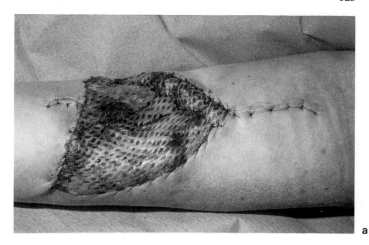
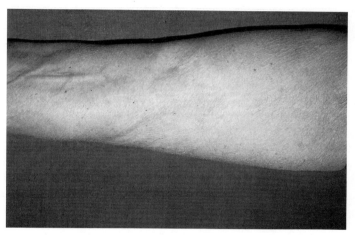

Abb. 87. a Mit einem Spalthauttransplantat als Mesh-graft verschlossener Hebungsdefekt eines Unterarmlappens 10 Tage postoperativ. **b** 4 1/2 Jahre postoperativ; kosmetisch als „gut" eingestuft

Als „schlecht" wurde der Hebungsdefekt bewertet bei starker Pigmentierung, bei Niveauunterschied von mehr als 0,4 cm sowie bei schlechter Belastbarkeit und starker Verklebung des Transplantates (Abb. 89).

6.6.1.1 Kosmetische Ergebnisse der Lappen

Mit dieser Beurteilungseinteilung wurden vom Operateur 89 Lappen (70,6%) als „gut" eingestuft, 31 Lappen (24,6%) als „befriedigend", 6 Lappen (4,8%) als „schlecht".

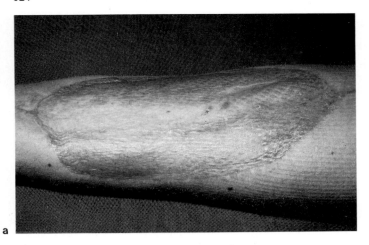

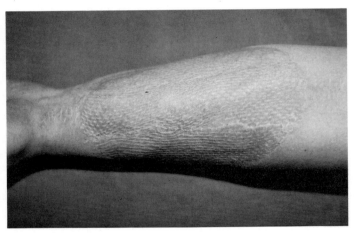

Abb. 88. a Großer Lappenhebungsdefekt, 6 Wochen postoperativ. **b** 1 Jahr postoperativ; „befriedigendes" kosmetisches Ergebnis

Von den Patienten selbst wurden 43 Lappen (34,1%) mit „sehr gut" beurteilt sowie 59 (46,8%) mit „gut". 21 Lappen (16,7%) erhielten die Beurteilung „befriedigend" und 3 Lappen (2,4%) die Note „schlecht" (Abb. 90).

6.6.1.2 Kosmetische Ergebnisse der Hebungsdefekte

Hinsichtlich des mit einem Hauttransplantat verschlossenen Hebungsdefektes des Unterarmes – bei 2 nachuntersuchten Hebungsdefekten war ein Direktverschluß vorgenommen worden – lag die Beurteilung durch den Operateur bei 39 Hebungsdefekten (31,0%) bei „gut". 78 Hebungsdefekte (61,9%) wurden mit „befriedigend" und 9 (7,1%) mit „schlecht" bewertet.

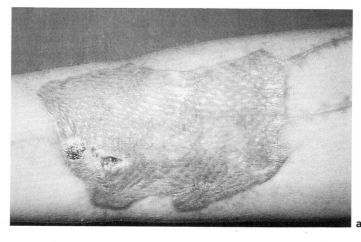
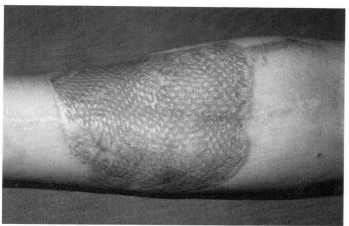

Abb. 89. a Mit Spalthaut gedeckter Hebungsdefekt linker Unterarm, 4 Wochen postoperativ. **b** 2 Jahre später; starke Pigmentierung: kosmetisches Ergebnis „schlecht"

19 Patienten (15,1%) beurteilten ihren Narbenbereich am Unterarm als kosmetisch „sehr gut" und 41 (32,5%) mit „gut". 58 Patienten (46,0%) fanden den Hebungsdefekt „befriedigend", während 8 Patienten (6,4%) das kosmetische Aussehen mit „schlecht" angaben (Abb. 91).

Bei 53 (42,1%) mit einem Transplantat bedeckten Hebungsdefekten fanden sich keine Pigmentanreicherungen. Eine mittlere Pigmentierung war bei 65 Hebungsdefekten (51,6%) zu finden, während bei 8 (6,3%) eine sehr starke, kosmetisch störende Pigmentierung des Hauttransplantates vorhanden war.

Hinsichtlich des Niveauunterschiedes des Hebungsdefektes zur Umgebung der Unterarmhaut wurde 6mal kein Unterschied gefunden, 35mal lag dieser bei 0,1 cm, 44mal bei 0,2 cm, 22mal bei 0,3 cm und 11mal bei 0,4 cm. Bei 8 Hebungsdefekten war ein Niveauunterschied von 0,5 cm und mehr vorhanden.

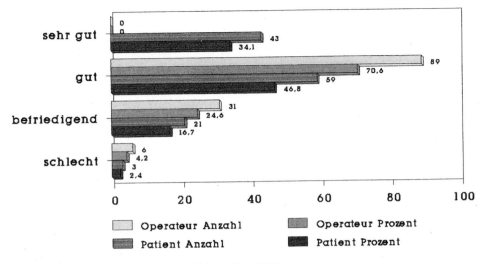

Abb. 90. Kosmetische Ergebnisse der Lappen (n = 126)

6.6.2 Bewertung der Funktion, Kraft und Kälteempfindlichkeit am Hebungsarm

Ein funktioneller Verlust am Hebungsarm konnte bei 123 Patienten nicht gefunden werden. Bei 3 Patienten lag eine endgradige Bewegungseinschränkung des Handgelenkes vor, wobei hier bei der Extension 10° weniger nach der Neutral-0-Methode zu messen waren als vor der Lappenhebung und Defektdeckung mit einem Hauttransplantat. Die Flexion des Handgelenkes war aber auch bei diesen 3 Patienten nicht be-

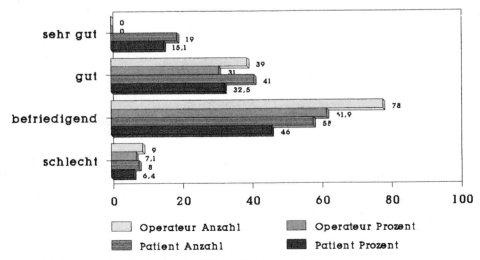

Abb. 91. Kosmetische Ergebnisse der Hebungsdefekte (n = 126)

hindert. Eine Einschränkung der Unterarmdrehfähigkeit fand sich ebenfalls bei den nachuntersuchten Patienten nicht.

Die grobe Kraft, gemessen mit dem Vigorimeter nach Martin mit der Ballongröße 3, zeigte bei allen 126 nachuntersuchten Patienten keine Verminderung nach Lappenhebung.

Über eine Kälteempfindlichkeit im Hebungsdefektbereich klagten 5 Patienten. Dabei war auffällig, daß bei all diesen Patienten das Lappenspendergebiet und das Lappenempfängergebiet an demselben Arm lagen und die Patienten auch über eine nicht unerhebliche Kälteempfindlichkeit der verletzten Hand klagten.

6.6.3 Bewertung der Sensibilitätsrückkehr

Bei der Überprüfung der Lappensensibilität wurde in Anlehnung an das von Highet (1943, 1954) vorgeschlagene Schema wie folgt unterschieden:

- Normale Sensibilität, wenn ein Zwei-Punkte-Unterscheidungsvermögen von 30 mm oder geringer vorhanden war, etwa analog dem Zwei-Punkte-Unterscheidungsvermögen an der Beugeseite des Unterarmes.
- Schutzsensibilität, wenn spitz oder stumpf noch heiß oder kalt unterschieden werden konnten, ein Zwei-Punkte-Unterscheidungsvermögen aber nicht vorhanden war.
- Hypersensibilität, wenn eine deutliche Überempfindlichkeit oder ein Mißempfinden bei Berührung des Lappens vorlagen.
- Hyposensibilität, wenn weder spitz oder stumpf noch heiß oder kalt angegeben werden konnten, der Patient aber über ein Berührungsempfinden verfügte.
- Asensibilität, wenn keine Sensibilität im Lappen vorhanden war.

6.6.3.1 Resensibilität im Lappen

Nach dieser Einteilung fanden sich bei 126 nachuntersuchten Lappen 2mal eine normale Sensibilität im Lappen (1,6%). 42 Lappen (33,3%) hatten eine Schutzsensibilität, 4 Lappen (3,2%) eine Hypersensibilität sowie 31 Lappen (24,6%) eine Hyposensibilität. 47 Lappen (37,3%) wiesen keine Sensibilität auf (Tabelle 37).

Ein Nervenanschluß wurde nur bei 39 freien Unterarmlappen vorgenommen, wovon 37 (94,9%) nachuntersucht werden konnten. Es konnte also bei weitaus mehr frei übertragenen Unterarmlappen eine Sensibilität nachgewiesen werden, als Nervenanschlüsse vorgenommen wurden.

Tabelle 37. Sensibilitätsrückkehr: Lappen (n = 126)

Normale Sensibilität	2	(1,6%)
Schutzsensibilität	42	(33,3%)
Hypersensibilität	4	(3,2%)
Hyposensibilität	31	(24,6%)
Asensibilität	47	(37,3%)

Tabelle 38. Lappensibilität (n = 126)

	Nachuntersuchung (12 Monate)		Gesamt
	(n = 36)	(n = 90)	(n = 126)
Normale Sensibilität	0 (0,0%)	2 (2,2%)	2 (1,6%)
Schutzsensibilität	5 (14,3%)	37 (40,7%)	42 (33,3%)
Hypersensibilität	1 (2,9%)	5 (3,3%)	5 (3,4%)
Hyposensibilität	8 (4,9%)	23 (25,3%)	31 (24,6%)
Asensibilität	22 (62,9%)	25 (27,5%)	47 (37,3%)

Bei den 37 nachuntersuchten freien Lappen mit Nervenanschluß fand sich bei 16 Lappen (43,2%) eine Schutzsensibilität. 2 Lappen (5,4%) hatten eine Hypersensibilität, 10 Lappen (27,1%) eine Hyposensibilität sowie 7 Lappen (18,9%) keine Sensibilität. Eine normale Sensibilität wurde bei 2 Lappen (5,4%) gefunden.

Dahingehend konnten 89 Lappen nachuntersucht werden, bei denen ein Nervenanschluß nicht vorgenommen wurde. Bei 26 Lappen (29,2%) fand sich eine Schutzsensibilität, bei 2 Lappen (2,3%) eine Hypersensibilität. Immerhin noch 21 Lappen (23,6%) wiesen eine Hyposensibilität auf. Bei 40 Lappen (44,9%) fand sich jedoch keine Sensibilität.

Eine Schutzsensibilität aller Lappen mit oder ohne Nervenanschluß lag bei 33,3% vor. Bei Nachuntersuchungen bis zu 12 Monaten nach Lappenübertragung lag diese aber erst bei 14,3%, während sie bei den Nachuntersuchungen nach 12 Monaten bei 40,7% vorhanden war. Im umgekehrten Verhältnis war dies bei der Asensibilität aller nachuntersuchten Lappen anzutreffen. Insgesamt lag die Asensibilität bei 37,3%, bei Untersuchungen bis 12 Monaten nach Lappenübertragung aber bei 62,9%, während sie bei den Nachuntersuchungen nach 12 Monaten auf 27,5% abfiel (Tabelle 38).

Deutlich höher lagen diese Prozentzahlen bei der Asensibilität bei Lappenübertragungen ohne Nervenanschluß (Tabelle 39). Insgesamt waren 44,9% dieser Lappen asensibel, 66,7% bei Nachuntersuchungen bis zu 12 Monaten, 36,9% bei Nachuntersuchungen nach 12 Monaten.

Umgekehrt fand sich bei diesen Lappen eine Schutzsensibilität von insgesamt 29,2%. Diese Schutzsensibilität betrug 8,3% bei Nachuntersuchungen bis zu 12 Monaten, und 36,9% bei Nachuntersuchungen nach 12 Monaten.

Tabelle 39. Lappensibilität ohne Nervenanschluß (n = 89)

	Nachuntersuchung		
	< 12 Monate (n = 24)	> 12 Monate (n = 65)	Gesamt (n = 89)
Normale Sensibilität	0 (0,0%)	0 (0,0%)	0 (0,0%)
Schutzsensibilität	2 (8,3%)	23 (36,9%)	26 (29,2%)
Hypersensibilität	0 (0,0%)	2 (3,1%)	2 (2,3%)
Hyposensibilität	6 (25,0%)	15 (23,1%)	21 (23,6%)
Asensibilität	16 (66,7%)	24 (36,9%)	40 (44,9%)

Tabelle 40. Lappensensibilität bei Nervenanschluß (n = 37)

	Nachuntersuchung		
	< 12 Monate (n = 12)	> 12 Monate (n = 25)	Gesamt (n = 37)
Normale Sensibilität	0 (0,0%)	2 (8,0%)	2 (5,4%)
Schutzsensibilität	3 (25,0%)	13 (52,0%)	16 (43,2%)
Hypersensibilität	1 (8,3%)	1 (4,0%)	2 (5,4%)
Hyposensibilität	2 (16,7%)	8 (32,0%)	10 (27,1%)
Asensibilität	6 (50,0%)	1 (4,0%)	7 (18,9%)

War ein Nervenanschluß vorgenommen worden, konnte eine Schutzsensibilität bei 43,2% gefunden werden. Diese lag bei 12 Monaten schon bei 25,0% und stieg nach 12 Monaten auf 52,0% an.

Dagegen fand sich bei den Lappen mit Nervenanschluß insgesamt eine Asensibilität von 18,9%. 50,0% betrug sie bei der Nachuntersuchungszeit bis zu 12 Monaten und fiel auf 4,0% nach 12 Monaten ab (Tabelle 40).

Die Resensibilisierung des Lappens hing auch vom Alter der jeweiligen Patienten ab. Lag das Alter über 40 Jahre, bestand eine wesentlich schlechtere Resensibilisierung des Lappens. Dies war sowohl bei der Lappenübertragung mit als auch ohne Nervenanschluß zu erkennen. Bei den insgesamt 47 asensiblen Lappen waren 7 mit Nervenanschluß sowie 40 ohne Nervenanschluß. Von den 7 asensiblen Lappen mit Nervenanschluß war ein Patient (14,3%) noch nicht 39 Jahre alt. Bei 6 Patienten (85,7%) lag jedoch das Alter über 40 Jahre.

Von den 40 asensiblen Lappen ohne Nervenanschluß waren 12 Patienten (30,0%), bei denen das Alter bis zu 39 Jahren betrug. Bei 28 Patienten (70,0%) lag das Alter über 40 Jahre. Ähnlich verhielt es sich mit der Rückerlangung einer Lappenschutzsensibilität.

Von den 26 Lappen ohne Nervenanschluß, die bei der Nachuntersuchung eine Schutzsensibilität aufwiesen, waren 18 (69,2%), bei denen die Patienten nicht älter als 39 Jahre waren, 8 (30,8%) jedoch bei Patienten über 40 Jahre zum Zeitpunkt der Lappenübertragung.

Bei der Rückerlangung der normalen Sensibilität sowie der Hyper- bzw. Hyposensibilität im Lappen konnte kein wesentlicher vom Alter abhängiger Unterschied gefunden werden (Tabelle 41 und 42).

Tabelle 41. Lappensensibilität, Patientenalter bis 39 Jahre (n = 59)

	Nervenanschluß (n = 17)	Ohne (n = 42)	Gesamt (n = 59)
Normale Sensibilität	1 (5,9%)	0 (0,0%)	1 (1,7%)
Schutzsensibilität	8 (47,1%)	18 (42,8%)	26 (44,1%)
Hypersensibilität	1 (5,9%)	1 (2,4%)	2 (3,4%)
Hyposensibilität	6 (35,2%)	11 (26,2%)	17 (28,8%)
Asensibilität	1 (5,9%)	12 (28,6%)	13 (22,0%)

Tabelle 42. Lappensensibilität, Patientenalter über 40 Jahre (n = 67)

	Nervenanschluß (n = 20)	Ohne (n = 47)	Gesamt (n = 67)
Normale Sensibilität	1 (5,0%)	0 (0,0%)	1 (1,5%)
Schutzsensibilität	8 (40,0%)	8 (17,0%)	16 (23,9%)
Hypersensibilität	1 (5,0%)	1 (2,1%)	2 (3,0%)
Hyposensibilität	4 (20,0%)	10 (21,3%)	14 (20,9%)
Asensibilität	6 (30,0%)	28 (59,6%)	24 (50,7%)

6.6.3.2 Resensibilität im Hebungsdefekt

Bei der Beurteilung der Wiedererlangung der Sensibilität des Hebungsdefektes des Unterarmlappens, wobei dieselben Kriterien wie beim Lappen selbst angewendet wurden, fand sich bei 126 nachuntersuchten Hebedefekten 2mal (1,6%) eine normale Sensibilität. Dabei handelte es sich ausschließlich um Hebungsdefekte, die direkt wieder verschlossen werden konnten. Bei 26 Hebungsdefekten (20,6%) lag eine Schutzsensibilität vor. 5mal (4,0%) war eine Hypersensibilität vorhanden. Bei 79 Lappenhebungsdefekten (62,7%) wurde eine Hyposensibilität gefunden und bei 14 (11,1%) eine Asensibilität (Tabelle 43).

6.6.4 Durchgängigkeit der wiederhergestellten A. radialis

Bei 99 Patienten (70,2%) wurde die A. radialis durch ein Veneninterponat wiederhergestellt. Bei 42 Patienten (29,8%) erfolgte eine Rekonstruktion der A. radialis nicht. Zunächst wurden diese beiden Patientengruppen in bezug darauf verglichen, ob bei Nichtwiederherstellung der A. radialis eine Kälteempfindlichkeit bzw. Minderdurchblutung der betroffenen Hand vorlag. Diese Untersuchungen erfolgten mit der Thermographie, bei der die Oberflächentemperatur der Hand und des Unterarmes gemessen wurde. Wie auch schon Gelberman et al. (1979) feststellen konnten, lag eine wesentliche Minderdurchblutung der Hand nicht vor, wenn die entnommene A. radialis nicht wieder durch ein Veneninterponat rekonstruiert wurde.

Von den 99 Patienten, bei denen die A. radialis durch ein Veneninterponat wiederhergestellt wurde, konnten 88 (88,9%) nachuntersucht werden. Bei 61 Patienten (69,3%) fand sich die wieder rekonstruierte A. radialis durchgängig, bei 27 Patienten (30,7%) jedoch nicht. 16mal (59,3%) fand sich die Thrombosierung des Veneninter-

Tabelle 43. Sensibilität im Hebungsdefekt (n = 126)

Normale Sensibilität	2	(1,6%)
Schutzsensibilität	26	(20,6%)
Hypersensibilität	5	(4,0%)
Hyposensibilität	79	(62,7%)
Asensibilität	14	(11,1%)

Tabelle 44. Länge des Veneninterponats: A. radialis (n = 88)

Länge (cm)	Durchgängig (n = 61)		Thrombosiert (n = 27)		Gesamt (n = 88)
–10	3	(100,0%)	0	(0,0%)	3
–15	19	(73,1%)	7	(26,9%)	26
–20	23	(76,7%)	7	(23,3%)	30
–25	14	(56,0%)	11	(44,0%)	25
–30	2	(50,0%)	2	(50,0%)	4

ponates im proximalen, 11mal (40,7%) im distalen Anastomosenbereich des Veneninterponates.

Die Durchgängigkeit der durch ein Veneninterponat wiederhergestellten A. radialis hing zum einen von der Länge des Veneninterponates, zum anderen aber auch von der Verlagerung des Veneninterponates in die Tiefe unter die Muskulatur ab. Lag das Veneninterponat oberflächlich, fast unter dem Hauttransplantat, war die Gefahr der Thrombosierung gegeben. War das Veneninterponat dennoch durchgängig, stand die Verletzbarkeit stark im Vordergrund mit der Gefahr einer arteriellen Blutung.

Veneninterponate unter 15 cm bzw. von 16–20 cm Länge hatten bei den nachuntersuchten Patienten eine Durchgängigkeitsrate von 75,9 bzw. von 76,7%. Dagegen waren die Veneninterponate in einer Länge von 21–25 cm nur noch bis zu 56,0% durchgängig. Veneninterponate über 25 cm zeigten nur noch eine Durchgängigkeitsrate von 50,0% (Tabelle 44). 69 (92,0%) der 75 verlagerten Veneninterponate konnten nachuntersucht werden, davon waren 54 (78,3%) durchgängig. Von den 24 nicht unter die Muskulatur verlagerten Veneninterponaten konnten 19 (79,2%) nachuntersucht werden. Davon waren jedoch 12 (63,2%) nicht mehr durchgängig. Auch hier zeigte sich die Abhängigkeit von der Länge des verwendeten Veneninterponates (Tabelle 45 und 46).

6.6.5 Thermographische Untersuchung

Die thermographische Untersuchung zeigte, daß weder bei thrombosierten Veneninterponaten noch bei der nicht wiederhergestellten A. radialis eine Minderdurchblutung der betroffenen Hand gefunden werden konnte (Abb. 92). Aber in Höhe einer

Tabelle 45. Verlagerung des Veneninterponats: A. radialis (n = 69)

Länge (cm)	Durchgängig (n = 54)		Thrombosiert (n = 15)		Gesamt (n = 69)
–10	3	(100,0%)	0	(0,0%)	3
–15	17	(77,3%)	5	(22,7%)	22
–20	22	(84,6%)	4	(15,4%)	26
–25	10	(71,4%)	4	(28,6%)	14
–30	2	(50,0%)	2	(50,0%)	4

Tabelle 46. Keine Verlagerung des Veneninterponats: A. radialis (n = 19)

Länge (cm)	Durchgängig (n = 7)		Thrombosiert (n = 12)		Gesamt (n = 19)
−10	0	(0,0%)	0	(0,0%)	0
−15	2	(50,0%)	2	(50,0%)	4
−20	1	(25,0%)	3	(75,0%)	4
−25	4	(36,4%)	7	(63,6%)	11
−30	0	(0,0%)	0	(0,0%)	0

vorhandenen Thrombose des Veneninterponates, also entweder im proximalen (Abb. 93) oder distalen (Abb. 94) Anastomosenbereich, fand sich jeweils eine deutliche Minderdurchblutung am Unterarm (Abb. 95).

Bei allen Patienten, bei denen die durch ein Veneninterponat wiederhergestellte A. radialis durchgängig blieb, konnte eine bessere Durchblutung im Vergleich zur anderen Hand gefunden werden (Abb. 96 und 97). Im Verlauf der jeweiligen Veneninterponate fehlten die Abgänge zur Haut, zur Faszie, zur Muskulatur sowie zur Umgebung, so daß mehr Blut als üblich die Hand erreichte. Dadurch kam es nicht nur zu einer besseren Durchblutung der Hand, sondern auch zu einer Strömungsveränderung im Bereich der Hand selbst. War sonst die A. ulnaris hauptverantwortlich für die Durchblutung der Hand, übernahm die durch ein Veneninterponat wiederhergestellte A. radialis jetzt die Hauptdurchblutung der Hand, während die A. ulnaris in den Hintergrund trat.

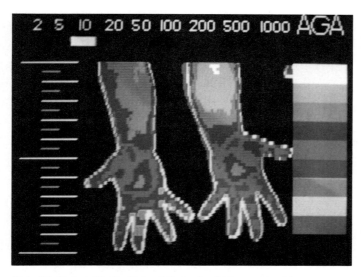

Abb. 92. Patient N. H.: Keine Minderdurchblutung der Hand bei nicht rekonstruierter A. radialis am linken Unterarm nach Unterarmlappenübertragung

Abb. 93. Patient H. S.: Thrombotischer Verschluß der rekonstruierten A. radialis in Höhe der proximalen Anastomose des Veneninterponates. Keine Minderdurchblutung der linken Hand gegenüber rechts, wohl aber im Unterarmbereich in Höhe der proximalen Anastomose

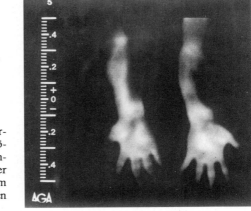

Abb. 94. Patient D. L.: Thrombotischer Verschluß im distalen Anastomosenbereich der rekonstruierten A. radialis. Keine Minderdurchblutung der linken Hand, wohl aber des linken distalen Unterarmbereiches

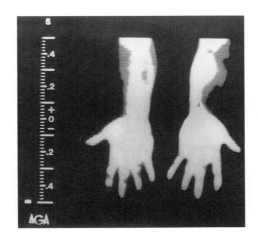

Abb. 95. Patient K. W.: Unterarmlappenentnahme von beiden Unterarmen; *rechts* keine rekonstruierte A. radialis, *links* durchgängige wiederhergestellte A. radialis. Minderdurchblutung am rechten Unterarm, im Handbereich bessere Durchblutung des Daumens und des Zeigefingers

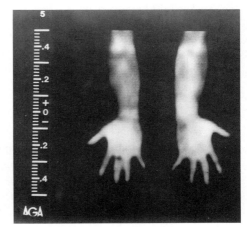

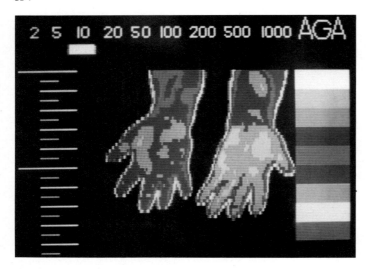

Abb. 96. Patient H.-P. B.: A. radialis durch Veneninterponat rekonstruiert und durchgängig; deutlich bessere Durchblutung der linken Hand

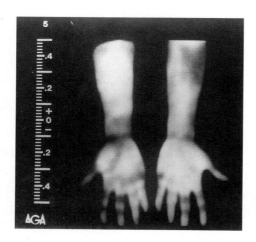

Abb. 97. Patient U. W.: Rekonstruierte A. radialis nach Unterarmlappenentnahme links; deutlich bessere Handdurchblutung, am Unterarm Verlauf des Veneninterponates sichtbar

6.6.6 Analyse der Lappenverluste

Von 141 frei übertragenen Unterarmlappen konnten 6 nicht zur Einheilung gebracht werden, das entspricht einer Verlustrate von 4,3%. Ein Lappen war als Durchstromlappen angelegt worden, die anderen 5 als Endstromlappen. Bezogen auf alle 141 Lappen betrug die Verlustrate der Durchstromlappen 0,7%, die der Endstromlappen 3,6%. Wird die Verlustrate auf die jeweiligen Übertragungsformen bezogen, so liegt diese bei 71 Durchstromlappen dann bei 1,4%, bei den 70 Endstromlappen jedoch bei 7,1%.

Ein Lappen konnte nicht zur Durchblutung gebracht werden, weil zunächst ein nicht genügendes Blutangebot durch die Spenderarterie vorlag. Nach Interposition eines Veneninterponates konnte dann ein genügend großes Blutangebot erzielt werden, trotzdem kam es nicht zur Durchblutung des Lappens. Die Lappenarterie pulsierte gut, ein Bluteinstrom in die Peripherie des Lappens über die feinen Äste der Faszie gelang nicht. Bei diesem Lappen war auch nicht vor der Gefäßabtrennung die Blutleere eröffnet worden, so daß die Durchblutung des gehobenen Lappens nicht überprüft werden konnte. Es war daher nicht zu entscheiden, ob nicht schon bei der Hebung des recht kleinen Lappens die feinen, von der A. radialis zu der Faszie bzw. zur Haut führenden Gefäßäste verletzt worden waren. Als die gesamte Anoxämiezeit dann über 8 h lag, wurde der Lappen entfernt und ein 2. Unterarmlappen von der anderen Armseite gehoben und angeschlossen. Die Durchblutung dieses 2. Lappens gelang ohne Schwierigkeiten. Der Lappen heilte auch ohne Komplikationen ein.

Bei den anderen 5 Lappenmißerfolgen lag 4mal ebenfalls ein nicht genügendes Blutangebot der Spenderarterie vor. 3mal entstand dadurch eine Thrombose im Anastomosenbereich infolge der bestehenden Stase. 3mal wurde außerdem mit einem Fogarty-Katheter die Spenderarterie sondiert und gereinigt. Eine Thrombose im Bereich der Spenderarterie fand sich aber nur einmal.

Nach jeweiliger erneuter Arteriennaht in der End-zu-End-Anastomosentechnik konnte zunächst eine ausreichende Durchblutung der Lappen erzielt und die Operation erfolgreich beendet werden. Trotzdem kam es erneut zu arteriellen Thrombosen. Bei allen 4 Lappen erfolgte am 1. postoperativen Tag eine Revision mit Thrombektomie, Sondierung mit einem Fogarty-Katheter und mit erneuten Gefäßnähten. Obwohl wiederum zunächst eine entsprechende Durchblutung der Lappen erreicht werden konnte, traten im Laufe des Revisionstages erneut eine Thrombose und ein Verschluß der Gefäße auf. Einmal kam es zu einer massiven Blutung in den Lappen selbst. Bei diesen 4 Lappen wurde eine 2. Revision nicht vorgenommen, weil die Patienten dieses ablehnten.

Bei einem Lappen trat am 1. postoperativen Tag sowohl eine arterielle als auch eine venöse Thrombose auf. Es erfolgte die Revision mit Thrombektomie der Arterie sowie der Vene und erneuter Arterien- und Venennaht, jeweils unter der Verwendung eines 5 cm langen Veneninterponates. Daraufhin trat wieder eine gute Durchblutung am Lappen ein. Trotzdem kam es später zur erneuten venösen Thrombosierung, die jedoch zunächst nicht erklärt werden konnte. Eine 2. Revision lehnte der Patient ab. Beim Abtragen des nekrotisch gewordenen Lappens fand sich die Ursache der Thrombosen. Der Gefäßstiel war an einem Steinmann-Nagel des Fixateur externe abgeknickt. Eine exakte Revision des gesamten Gefäßstieles hätte die Ursache erkennen lassen und einen Verlust des Lappens sicherlich vermieden.

Präoperativ angefertigte Angiographien zeigten nur einmal bei einem Patienten einen Verschluß der A. tibialis anterior, sonst war kein pathologischer Befund auf den Angiographien zu erkennen. 4mal erfolgte der Gefäßanschluß an die A. tibialis posterior, 2mal an die A. tibialis anterior. 2mal erfolgte die Anastomose der Arterie in der End-zu-Seit-Technik, 4mal in der End-zu-End-Technik.

Die durchschnittliche Anoxämiezeit der Lappen bei 5 Patienten mit Lappenverlust betrug 144,6 min. Bei einem Lappen war die Anoxämiezeit nicht zu bestimmen. Bei 4

Lappen mußte am Empfängerort 2mal, bei 2 Lappen 3mal eine Blutsperre angelegt werden. Die durchschnittliche Ischämiezeit des Lappenempfängerortes lag bei 2,83 h.

Auch die Operationszeiten lagen, bedingt durch die Thrombektomien sowie erneuten Gefäßnähte, deutlich höher. Im Durchschnitt dauerte bei diesen 6 Lappenübertragungen eine Operation 8,42 h.

Bei der Lappenhebung traten keine Komplikationen auf, die etwa die freie Lappenübertragung negativ beeinflußt hätten.

Rückblickend findet sich ein Lappenverlust aufgrund einer Lappenstielabknickung an einem Steinmann-Nagel des Fixateur externe, welcher auch bei der Revision nicht erkannt wurde und dann unweigerlich zur totalen Nekrose des freien Transplantates führte.

5mal fand sich ein nicht ausreichendes Blutangebot aus der Spenderarterie, obwohl die präoperativen Angiographien dies nicht angezeigt hatten.

Ein Anschluß der Lappengefäße, entweder an eine andere Spenderarterie oder aber weiter proximal an die gleiche Spenderarterie mit Überbrückung durch Veneninterponate, hätte eher zum Erfolg führen können.

Die Sondierung mit einem Fogarty-Katheter führte nur vorübergehend zu einem besseren Blutangebot. Es kam in allen Fällen erneut zu einer Stase des Blutstromes und somit zu einer Thrombose im Anastomosenbereich der Gefäße.

Zur Vermeidung von Lappenverlusten sind beim mikrochirurgischen Anschluß folgende Punkte zu beachten:

- Korrekte Lage des/der Lappengefäßstiele. Vermeidung einer Abknickung, einer Torquierung, eines Kinking oder einer zu starken Zugspannung. Eine postoperative Schwellung des Lappens ist zu beachten. Die Tunnelierung des Gefäßstieles sollte möglichst unterbleiben. Sicherer sind die Freilegung und der sichtbare Verlauf des Gefäßstieles.
- Anschluß nur an eine Spenderarterie mit ausreichendem Blutangebot. Vermeidung der Sondierung mit einem Fogarty-Katheter. Falls kein genügend gutes Blutangebot in der Spenderarterie von proximal vorliegt, entweder Anschluß an eine andere, bessere Spenderarterie oder Anschluß weiter proximal mit Überbrückung eines Veneninterponates.

7 Diskussion

Die mikrovaskuläre Chirurgie hat die Behandlung großer Hautweichteil- und Knochen-Hautweichteil-Defekte stark beeinflußt. Durch die freie Übertragung von Hautlappen, Knochen-Haut-Lappen oder Muskel-Haut-Lappen sind große Hautweichteil- bzw. Knochen-Hautweichteil-Defekte zu verschließen, und somit ist die Möglichkeit gegeben, therapeutisch sanierend einzugreifen. Die Erhaltung schwerverletzter Extremitäten mit großen Haut- bzw. Knochen-Hautweichteil-Defekten ist in einem weitaus größeren Ausmaß möglich geworden. Lange Immobilisationszeiten verbunden mit Zwangsfixationsstellungen der Extremitäten, wie sie bei gestielten Lappenplastiken notwendig sind, entfallen.

Auch die Dauer des Krankenhausaufenthaltes sowie des Krankenstandes der Patienten kann durch die freie Gewebeübertragung und somit Schaffung eines stabilen Weichteilmantels erheblich reduziert werden. Stabile, sensibel versorgte Weichteilbedeckungen, besonders der Belastungszonen der oberen und der unteren Extremität, lassen eine dauernde problemlose Belastung zu. Hauttransplantate können zwar Defekte vorübergehend verschließen, stellen aber auf lange Sicht in vielen Fällen keine belastbaren Zonen dar (Avellan u. Johannsson 1966; Lister 1978; Iwaya et al. 1982; Partecke u. Buck-Gramcko 1984c; Duncan et al. 1985; May et al. 1985; Biemer 1986b; Noever et al. 1986; Chang et al. 1986; Hentz u. Pearl 1987; Hallock et al. 1988; Rautio et al. 1989).

Bestimmte Anforderungen sind sowohl an den Lappen als auch an den Hebungsdefekt des Lappens zu stellen:

1. Der Lappen muß eine gute Hautqualität besitzen.
2. Der Lappen muß eine konstante Gefäßversorgung aufweisen und über einen langen Gefäßstiel verfügen, damit die mikrochirurgischen Anastomosen möglichst weit entfernt vom Defektbereich an größere Spendergefäße vorgenommen werden können.
3. Die Lappengefäße müssen ein ausreichend großes Kaliber aufweisen, damit der mikrochirurgische Gefäßanschluß problemlos durchgeführt werden kann.
4. Am Hebungsort darf kein wesentlicher funktioneller Verlust nach Lappenentnahme verbleiben.
5. Der verbleibende, kosmetisch störende Defekt der Lappenhebung muß so gering wie nur irgend möglich gehalten werden.
6. Der Lappen muß eine entsprechende Dicke aufweisen, d.h., er darf nicht zu stark auftreiben.
7. Die Hebung des Lappens darf im wesentlichen keine Schwierigkeiten bereiten, die den operativen Eingriff verlängern.

8. Die notwendige Lappengröße muß vorhanden sein, um notfalls auch große Defekte verschließen zu können.
9. Eine Resensibilisierung des Lappens durch Nervennaht ist insbesondere für die Belastungszonen der Extremitäten zu fordern.
10. Der zu übertragende Lappen muß sicher zu transplantieren sein und möglichst wenige Komplikationen erwarten lassen.
11. Durch Hebung anderer Strukturen wie Knochen, Sehnen und Nerven mit dem Lappen zusammen sollten verletzte tiefere Strukturen gleichzeitig wieder rekonstruiert werden können, wobei die vorhandene Gefäßversorgung der mitgehobenen Strukturen eine Einheilung erleichtert.

Die Vereinigung aller dieser Anforderungen stellt den idealen Lappentyp dar. Alle diese Kriterien sprechen für den Unterarmlappen, bis auf den kosmetischen Aspekt des Hebungsdefektes am Unterarm, der mit einem Hauttransplantat verschlossen werden muß. Dieser nicht unerhebliche Nachteil des Unterarmlappens muß den Patienten ausführlich dargestellt werden.

Darüber hinaus besteht die Möglichkeit, den Unterarmlappen in einer vielfältigen Form zu übertragen und somit gleichzeitig verletzte tiefere Strukturen wiederherzustellen. Neben der üblichen Form des kutanen Lappens können zusätzlich die Sehnen des Palmaris longus, Teile des Flexor carpi radialis oder des Brachioradialis als Transplantate zur Sehnenwiederherstellung mitgehoben werden. Bei zusätzlichem Knochendefekt kann auch mit dem Lappen gleichzeitig ein Radiusspan mitgenommen und somit ein durchblutetes Knochensegment frei übertragen werden. Auch die Mitnahme des Periosts vom Radius oder die Hebung des Periosts allein, gestielt an der A. radialis und ihren Begleitvenen, ist möglich. Die osteogene Potenz des vaskularisierten Periosts ausnutzend, kann eine Knochendefektstrecke überbrückt werden (Finley et al. 1978; Puckett et al. 1979; Burstein u. Canalis 1985; Canalis u. Burstein 1985; Schneider et al. 1985; Takato et al. 1986, 1988; Burstein et al. 1989). Der Unterarmlappen kann auch als reiner Faszienlappen mit der A. radialis und ihren Begleitvenen übertragen werden. Diese Übertragungsform bietet sich insbesondere bei Brandverletzten an, an deren Extremitäten Brandwunden schon mit einem Spalthauttransplantat verschlossen wurden.

Die über die anastomosierte A. radialis und ihre Begleitvenen gut durchblutete Faszie wird mit einem Hauttransplantat bedeckt und paßt sich somit kosmetisch gut ihrer Umgebung an.

Muskellappen können neben dem kosmetisch sichtbaren Narbengebiet des Hebungsdefektes auch funktionelle Beeinträchtigungen hinterlassen, die häufig jedoch gering sind und keinen nachweisbaren Verlust darstellen (Mathes u. Nahai 1982). Besonders wichtige Muskeln wird man wegen des funktionellen Verlustes aber für die Defektversorgung nicht übertragen. Dies gilt zum einen für die Muskeln der oberen Extremität, zum anderen sind an der unteren Extremität der M. tibialis anterior für die Fußhebung sowie die Mm. peronaei longus und brevis für die Fußseitwärtshebung immens wichtig, so daß diese ebenfalls als Muskellappen nicht zu verwenden sind (McCraw u. Arnold 1986).

Als besonders günstig mit einem nur geringen Funktionsverlust hat sich der Gastroknemiuslappen erwiesen (McCraw et al. 1978; Feldman et al. 1978; Sanders u. O'Neil 1981).

Bei der Entfernung des M. latissimus dorsi entsteht eine minimale Einschränkung der Rotation im Schultergelenk. Wird der M. serratus anterior mitgenommen, resultiert bei Schädigung des N. thoracicus longus eine Scapula alata. Die Patienten müssen auf die Möglichkeit einer Kraftminderung (Steinau 1986) hingewiesen werden.

Bei reinen Hautlappen besteht nur ein wenn auch häufig kosmetisch nicht zufriedenstellendes Narbenfeld. Eine funktionelle Beeinträchtigung besteht aber nicht, es sei denn, die Narbenplatte des durch ein Hauttransplantat verschlossenen Hebungsdefektes ist so stark ausgeprägt, daß eine narbig bedingte funktionelle Einbuße bestehen bleibt. Narbenkorrekturen durch Einlage eines Expanders zur Vordehnung der Haut können zum einen kosmetisch unschöne Narbengebiete beseitigen, zum anderen dann auch einen durch die Narbenplatte hervorgerufenen Funktionsverlust beheben. Die Übertragung eines Faszienlappens hinterläßt am Hebungsort nur eine strichförmige Narbe. Im Empfängergebiet muß jedoch der Faszienlappen mit einem Hauttransplantat bedeckt werden, so daß also in diesem Bereich dann ein Narbenfeld entsteht (Chang 1982; Soutar u. Tanner 1984; Partecke et al. 1986; Tiedemann u. Partecke 1987).

Der funktionelle Verlust am Hebungsort eines Lappens ist wesentlich höher einzuschätzen, wenn die Lappenhebung an einem schon vorgeschädigten Bereich vorgenommen wird. Dies trifft insbesondere für die Muskellappen an der unteren Extremität zu, bei denen eine Vorschädigung bzw. eine Osteitis besteht. Durch Entnahme eines Muskels bzw. eines Muskellappens wird die schon geschädigte Extremität weiter geschwächt.

Bisher ist man davon ausgegangen, daß ein frei mit mikrovaskulären Anastomosen übertragener Lappen nicht einheilt und nekrotisch wird, wenn eine Thrombose im venösen System auftritt und der venöse Abfluß aus dem Lappen somit unterbrochen ist. Versuche, durch Skarifizierung der Haut oder durch Ansetzen von Blutegeln einen venösen indirekten Abfluß aus dem Lappen wenigstens so lange zu schaffen, bis vom Wundgrund sowie von den Rändern her Gefäßeinsprossungen erfolgt sind, haben nicht immer den gewünschten Erfolg gehabt (Derganc u. Zdravic 1960; Biemer u. Duspiva 1980; Rudigier et al. 1980; Henderson 1983; Helaly et al. 1985; Kraemer et al. 1988).

Außerdem kommt es durch das ständige Bluten aus dem Lappen selbst zu einem nicht unerheblichen Blutverlust, welcher über mehrere Tage hinweg durch Gabe von Blutkonserven und Erythrozytenkonzentraten ausgeglichen werden muß.

Klinische Beobachtungen ließen den Schluß zu, daß bei dem frei übertragenen arteriellen Durchstromlappen, wie dem Unterarmlappen, eine Einheilung ohne direkten venösen Abfluß möglich ist. Diese zunächst klinischen Beobachtungen konnten bei Tierversuchen ebenfalls festgestellt werden. Dabei wurde bei Kaninchen und Ratten als Durchstromlappen der von Acland et al. (1981) beschriebene Saphenuslappen gewählt, weil die Möglichkeit eines analog dem Unterarmlappen entsprechenden Lappens bei diesen Tieren angesichts der sehr kleinen Gefäßverhältnisse nicht gegeben war.

Baek et al. (1985) fanden zwar beim Hund ein Nichtüberleben des Saphenuslappens ohne direkten venösen Abfluß, Nakayama et al. (1981, 1982), Nakayama (1984) sowie Kjartansson u. Dalsgaard (1988) bewiesen dagegen die Wichtigkeit des arteriellen Zustroms für die Lappeneinheilung am Bauchhautlappen sowie am dorsalen muskulokutanen Lappen der Ratte.

Mit dieser experimentellen Arbeit konnte ein Überleben des arteriellen Saphenusdurchstromlappens beim Kaninchen sowie bei der Ratte ohne direkten venösen Abfluß bewiesen werden. Bei diesen als arterielle Durchstromlappen vorgenommenen Gewebeübertragungen trat trotz Verschluß der direkten venösen Abflußbahnen eine Drainage des venösen Blutes aus dem Lappen und somit eine Einheilung auf, die nur über bisher angenommene Verbindungen zwischen dem arteriellen und venösen System im Lappen erfolgen konnte.

Lagen jedoch Endstromgebiete in den für die freie Gewebeübertragung vorgesehenen Lappenspenderarealen vor, oder wurden Durchstromgebiete beim mikrochirurgischen Anschluß in Endstromgebiete umgewandelt, indem die tangential den Lappen durchlaufende Arterie an einer Seite unterbunden wurde, war die Einheilung ohne funktionierenden direkten venösen Abfluß nicht mehr möglich.

Zur Klärung der klinischen Beobachtungen, wie der arterielle Durchstromlappen zumindest beim Unterarmlappen des Menschen ohne direkten venösen Abfluß bei Thrombosierung der anastomosierten Venen überleben und einheilen kann, wurden beim Kaninchen und bei der Ratte verschiedene gefäßversorgte Saphenuslappen gehoben und als Insellappen wieder in die Defekte eingenäht. Dabei zeigte sich, daß sich das Kaninchen wegen seiner stark ausgeprägten Hinterläufe und der ständigen Hockstellung nicht für die Saphenuslappenübertragung eignete. Es kam bei diesen Tieren zu Hautfaltenbildungen im Lappenbereich aufgrund der angewinkelten Hinterbeine und somit zu sichtbaren Abflußstörungen, die eine einwandfreie Beurteilung der Durchblutungsverhältnisse nicht ermöglichten.

Besser ließen sich die experimentellen Untersuchungen an Ratten durchführen, obwohl hier sehr viel kleinere Gefäßverhältnisse vorlagen.

Ein Durchstromlappen, bei dem sowohl im proximalen als auch distalen Gefäßstiel Arterie und Vene vorhanden waren, heilte bei allen Tieren ohne Komplikationen ein (Gruppe I). Zur Überprüfung, ob im Saphenuslappen auch ein Durchstromgebiet vorlag, wurde in einer 2. und 3. Gruppe je ein proximal und distal gestielter Endstromlappen übertragen (Gruppe II und Gruppe III). Dabei wurde entweder nur der proximale oder der distale Gefäßstiel mit der A. und V. saphena belassen. Beide Endstromlappen heilten ohne Komplikationen ein. Beim distal gestielten Endstromsaphenuslappen kam es sowohl in der A. saphena als auch in der V. saphena zu einer Stromumkehr, wie es auch beim distal gestielten Unterarminsellappen beobachtet wird (Yang et al. 1981; Stock et al. 1981, 1983; Partecke u. Buck-Gramcko 1983; Soutar u. Tanner 1984; Groenevelt u. Schoorl 1985).

Während der arterielle Zustrom in den Lappen über die von distal in den Lappen führende A. saphena, die über Kollateralen von der A. femoralis gespeist wurde, vor sich ging, erfolgte der venöse Abfluß ebenfalls retrograd über die distal gestielte V. saphena. Wie beim distal gestielten Unterarmlappen kommt es dabei auch zu einer Stromumkehr in der Vene (Lin et al. 1984; Piza-Katzer u. Weinstabl 1987).

In einer 4. Gruppe wurde ein arterieller Durchstromlappen ohne direkten venösen Abfluß übertragen. Während die A. saphena im proximalen als auch distalen Gefäßstiel belassen wurde, wurde die V. saphena in beiden Gefäßstielen ligiert und durchtrennt. Es lag also nur eine arterielle Verbindung zum Lappen vor, wobei jedoch die A. saphena tangential den Lappen durchströmte. Die proximal und distal im Gefäßstiel ligierte V. saphena hatte aber einen engen Kontakt zur A. saphena bzw. zum Lappen selbst behalten.

Nach der Unterbrechung des direkten venösen Abflusses aus dem Lappen konnte intraoperativ sofort eine zunehmende Stauung und Füllung der V. saphena sowie des Venensystems im Lappen beobachtet werden. Eine Thrombosierung der Venen oder auch der A. saphena wurde im Gegensatz zu Baek et al. (1985) nicht beobachtet. Die eingenähten Lappen zeigten eine rötlich-bläuliche Verfärbung. Der Gefäßverlauf der A. saphena mit der gestauten V. saphena war deutlich im zurückgenähten Lappen sichtbar.

Von 14 Tieren dieser Gruppe verstarben 2, eines noch am Operationstag infolge einer generalisierten Thrombose der kontralateralen Extremität sowie der Bauchseite. Das 2. Tier verstarb am 1. postoperativen Tag ohne genau erkennbare Ursache; 3 Tiere verstümmelten sich selbst am 1., 3. sowie am 6. postoperativen Tag. Sie mußten getötet werden. Die teilweise abgefressenen Lappen waren an sich noch gut durchblutet und nicht nekrotisch.

Um einer Selbstverstümmelung vorzubeugen, wurden die Lappenbereiche der Tiere und das Operationsgebiet mit Althosol eingepinselt. Der stark penetrante Geruch dieser Tinktur hielt die Tiere davon ab, die Operationsgebiete sowie die Lappen abzufressen.

Außerdem wurden die in die Lappen ziehenden Nervenäste des N. saphenus soweit wie möglich geschont. Dabei wurde das Epineurium dieser Nerven auf einer Länge von 1–2 mm abgetragen, um einen venösen Abfluß über diese Gewebestrukturen ausschließen zu können. Sagi et al. (1986) wiesen auch nach, daß ein Überleben eines Lappens über die nicht unterbrochene Blutversorgung eines Nervs nicht möglich ist.

Die restlichen 9 der 14 Durchstromlappen heilten ein, wobei es bei 3 Lappen zu kleinen Randnekrosen kam, die Lappen aber dennoch überlebten.

Die zunächst prall gefüllten und bläulich livide verfärbten Lappen verloren ab dem 4. bzw. 5. postoperativen Tag an Schwellung, und auch die bläulich livide Verfärbung des Lappens nahm ab.

Diese Abnahme der Schwellung und der Verfärbung der Lappen konnte nur dadurch erklärt werden, daß sich genügend neue Gefäßeinsprossungen von den Wundrändern und von dem Wundgrund gebildet hatten, über die dann der venöse Abfluß wieder gewährleistet war.

Bis zur Einsprossung dieser neuen Gefäße, insbesondere der Venen, mußte ein indirekter venöser Abfluß aus dem Lappen möglich sein. Da ein Blutabfluß nach außen aus dem Lappen – Hämatome oder Blutungen wurden nicht beobachtet – ausgeschlossen werden konnte, kam nur ein venöser Abfluß aus dem Lappen über die arteriovenösen Anastomosen zwischen A. und V. saphena in Frage.

Zur Bestätigung der Funktionsweise der arteriovenösen Verbindungen wurden 5 arterielle Saphenusdurchstromlappen (Gruppe V) angelegt, bei denen die V. saphena vollständig von der A. saphena und dem Lappen abpräpariert war. Die A. saphena wurde im proximalen und distalen Gefäßstiel belassen; sie hatte auch einen engen Kontakt zum Lappen selbst behalten. Alle arteriovenösen Anastomosen zwischen A. und V. saphena waren somit unterbrochen und ein indirekter venöser Abfluß über sie ausgeschlossen. Eine Lappeneinheilung konnte somit nicht erwartet werden.

Bei 4 Lappen dieser Gruppe lag am 4. postoperativen Tag ein vollständig eingetrockneter Lappen vor. Ein Tier verstarb am 1. postoperativen Tag, aber auch hier war schon eine vollständige Lappennekrose sichtbar. Der indirekte venöse Abfluß über die arteriovenösen Anastomosen zwischen A. und V. saphena war aber nur möglich, wenn ein arterieller Abfluß aus dem Lappen bestand, d.h. bei einem arteriellen Durchstromlappen.

In einer weiteren Gruppe (Gruppe VI) wurde bei 5 Tieren ein arterieller Endstromlappen ohne direkten venösen Abfluß angelegt. Es lag nur der proximale Gefäßstiel vor, in welchem die A. saphena als einzige Struktur belassen wurde. Die V. saphena war unterbunden und durchtrennt worden. Obwohl die arteriovenösen Anastomosen zwischen A. und V. saphena bestanden, war bei allen 5 Tieren am 3. bzw. 4. postoperativen Tag ein eingetrockneter nekrotischer Lappen vorhanden. Über die arteriovenösen Anastomosen konnte kein indirekter venöser Abfluß aus dem Lappen erfolgen, weil auch der arterielle Abstrom aus dem Lappen unterbrochen war. Die Wahrscheinlichkeit, daß derartige Unterschiede der Lappeneinheilung bei den jeweiligen Gruppen rein zufällig sind, liegt statistisch gesehen unter 1‰.

Die in der Literatur angegebenen Darstellungsverfahren der arteriovenösen Anastomosen, wie Injektionspräparate oder histologische Schnittfolgepräparate, sind nicht unumstritten für den Beweis der arteriovenösen Anastomosen (Staubesand u. Hammersen 1956; Piiper u. Schoebel 1954; Luckner 1955; Clara 1956; Hammersen u. Staubesand 1961; Staubesand 1968).

Auch das röntgenologische Darstellungsverfahren nach Füllung des Lappens mit einer 30%igen Micropaquelösung über die Aorta abdominalis beim narkotisierten lebenden Tier ließ einen Beweis für die arteriovenösen Anastomosen im Saphenuslappen nicht zu.

Erst mit Hilfe des Licht- und des Rasterelektronenmikroskopes ließen sich die arteriovenösen Anastomosen zwischen A. und V. saphena bei der Ratte sowie beim Kaninchen darstellen. Es handelte sich um Brückenanastomosen.

Über diese arteriovenösen Anastomosen gelang ein indirekter venöser Abfluß aus dem Lappen. War der direkte venöse Abfluß aus dem Lappen unterbrochen, stieg der venöse Druck im Lappenbereich stetig an und erreichte einen Wert, der über den diastolischen Druckwerten lag. Während der diastolischen Phase kam es, wie schon Tischendorf u. Curri (1956) an den Kaninchenohrmuscheln sahen, zu einer kurzfristigen Stromumkehr in den arteriovenösen Anastomosen. Das venöse Blut floß in das arterielle System zurück. Das jetzt wieder in das arterielle Gefäßsystem des Lappens gelangte venöse Blut vermischte sich mit dem arteriellen und wurde z.T. entweder über den distalen arteriellen Gefäßstiel abtransportiert oder z.T. wieder in der systolischen Phase in den Lappen zurückbefördert.

Entscheidend dabei war die Möglichkeit des arteriellen Abflusses im Durchstromlappen. In einem Endstromgebiet bzw. bei der Umwandlung eines Durchstromgebietes in ein Endstromgebiet war die Funktionsweise der Stromumkehr in den arteriovenösen Anastomosen und der damit verbundene Abtransport des venösen Blutes nicht gegeben, was die Lappennekrosen im tierexperimentellen Versuch beim Saphenuslappen bewiesen und auch die klinischen Beobachtungen beim Unterarmlappen zeigten.

Wurde beim arteriellen Durchstromlappen die distale Arterie abgeklemmt und somit ein Endstromgebiet erzeugt, stieg auch der venöse Druck im Lappen an. Dieser liegt dann knapp unter den jeweiligen systolischen Druckwerten der Arterie. Bei Abnahme der Gefäßklemme von der Arterie am distalen Gefäßstiel des Lappens und somit Wiedervorliegen eines arteriellen Durchstromlappens fiel der venöse Druckwert im Lappen sofort wieder ab und pendelte sich zwischen den systolischen und diastolischen Druckwerten ein. Dies wurde nur dadurch erreicht, weil über die arteriovenösen Anastomosen wieder ein Abfluß aus dem venösen Lappensystem in die Arterie möglich war.

Im Licht- (Abb. 98) sowie im Rasterelektronenmikroskop (Abb. 99 und 100) konnten zwischen der A. radialis und ihren Begleitvenen, also dem Gefäßstiel des Unterarmlappens, ebenfalls arteriovenöse Anastomosen nachgewiesen werden. Der indirekte venöse Abfluß beim Unterarmlappen verlief, sofern er als arterieller Durchstromlappen übertragen wurde, ebenfalls beim Auftreten von Thrombosen und Verschlüssen der anastomosierten Venen über die arteriovenösen Anastomosen.

Nur ein arterieller Durchstromlappen kann durch die Stromumkehr in den arteriovenösen Anastomosen ohne Venenanschluß überleben und einheilen. Der Lappen muß in seiner gesamten Länge eine enge Verbindung zu dem tangential verlaufenden Gefäßstiel aufweisen. Nur die enge Verbindung des Lappens mit dem Gefäßstiel be-

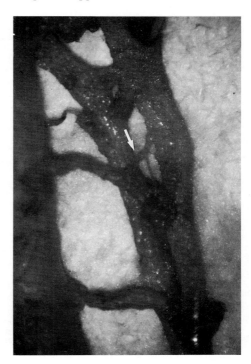

Abb. 98. Lichtmikroskopische Untersuchung der A. radialis und ihrer Begleitvenen mit Darstellung einer arteriovenösen Anastomose *(Pfeil)*

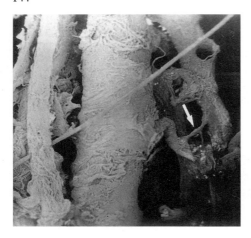

Abb. 99. Elektronenmikroskopische Untersuchung der A. radialis und ihrer Begleitvenen mit Darstellung einer arteriovenösen Anastomose *(Pfeil)*. Höhe der arteriovenösen Anastomosen mit einem 10 x 0 Nylonfaden markiert

wirkt für die kurzfristige Stromumkehr in den arteriovenösen Anastomosen einen genügenden Abtransport des venösen Blutes aus dem Lappen. Der Weg des Blutes vom Lappen zu einem teilweise abpräparierten Gefäßstiel wäre für die kurze Zeit der Stromumkehr in der diastolischen Phase zu lang. Dabei tritt für diesen Lappenbereich eine Stromumkehr nicht ein, weil dieser Lappenbereich, der von dem Gefäßstiel vollends abgetrennt ist und keine Verbindung aufweist, sich wie ein Endstromgebiet verhält.

Nakayama et al. (1981) fanden, daß ein arteriell angeschlossener Venendurchstromlappen ebenfalls überleben kann. Voukidis (1982) vermutete, daß das arterielle Blut aus der Vene die Arteriolen über arteriovenöse Verbindungen in den Kapillaren erreicht und dann wieder über das venöse Gefäßsystem abfließt. Honda et al. (1984) und Tsai et al. (1987) stellen die gleiche Hypothese auf. Inoue u. Meeda (1988) sowie Tsai et al. (1988a) haben arteriell angeschlossene Venendurchstromlappen erfolgreich

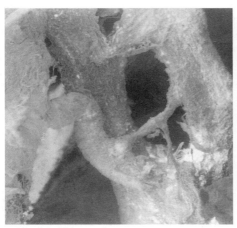
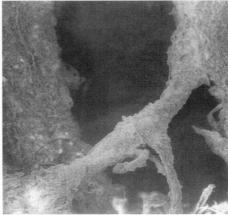

Abb. 100 a, b. Elektronenmikroskopische Darstellung der arteriovenösen Anastomose zwischen einem Seitenast der A. radialis und einer der Begleitvenen

übertragen. Die übertragenen Lappen waren für 1–2 Wochen bläulich verfärbt und stark angeschwollen, und man vermutete eine insuffiziente Blutversorgung sowie einen unzureichenden metabolischen Austausch im Lappen. Die gleiche Funktionsweise wie bei den arteriellen Durchstromlappen ist auch bei den arteriell angeschlossenen Venendurchstromlappen anzunehmen. Während des Druckabfalles in der diastolischen Phase kommt es kurzfristig zu einem venösen Abfluß aus dem Lappen.

Die Lappenbreite spielt ebenfalls eine entscheidende Rolle für das Überleben eines arteriellen Durchstromlappens ohne direkten venösen Abfluß. Nur die Lappenregion unmittelbar neben dem tangential verlaufenden Gefäßstiel wird ausreichend in der diastolischen Phase über die arteriovenösen Anastomosen drainiert. Inoue u. Meeda (1988) fanden bei ihren arteriell angeschlossenen Venendurchstromlappen auch Randnekrosen bei zu groß und zu breit transplantierten Lappen.

Klinische Beobachtungen beim Unterarmlappen zeigen, daß etwa je 3 cm breite Lappenbereiche beiderseits des Gefäßstieles beim arteriellen Durchstromlappen ohne direkten venösen Abfluß überleben können. Darüber hinausgehende Lappenbezirke werden nekrotisch, weil ein genügender Abfluß über die arteriovenösen Anastomosen nicht mehr gewährleistet ist. Maximal kann also der Unterarmlappen als reiner arterieller Durchstromlappen ohne direkten venösen Abfluß eine Breite von insgesamt bis zu 6 cm aufweisen, wenn man davon ausgeht, daß der tangential verlaufende Gefäßstiel in der Mitte des jeweils gehobenen Lappens verläuft und zu der darüberliegenden Faszie und der Haut einen engen Kontakt ohne Unterbrechung aufweist.

Generell treten venöse Thrombosen häufiger auf als arterielle. Daraus resultiert beim Endstromlappen der Lappenverlust, wenn nicht sofort eine Thrombektomie erfolgt. Harashina et al. (1977) fanden im tierexperimentellen Versuch an der Ratte, daß alle Lappen trotz Revisionen und Thrombektomien nekrotisch wurden, wenn der thrombotische Verschluß 8 h und länger bestanden hatte. May et al. (1978) konnten dies bestätigen, machten aber zusätzlich noch hämatologische und metabolische Mechanismen dafür verantwortlich.

Die Übertragung des Unterarmlappens als arterieller Durchstromlappen macht ihn daher zu einem sehr sicheren Lappen mit einer hohen Einheilungsquote. Zum einen kann er auch überleben, wenn es zu einer venösen Thrombose in den anastomosierten Venen kommt; zum anderen gibt die sowohl proximal als auch distal am Lappen vorgenommene Arterienanastomose eine doppelte Sicherheit. Kommt es in einem Anastomosenbereich zu einer arteriellen Thrombose, so erhält der Lappen dennoch über die 2. genähte Arterie eine ausreichende Blutzufuhr. Voraussetzung für das Einheilen ist dabei dann aber ein ungestörter venöser direkter Abfluß über das intakte Venensystem, da über die arteriovenösen Anastomosen ein indirekter venöser Abfluß nicht mehr möglich ist.

Aufgrund der vorhandenen arteriovenösen Anastomosen zwischen der A. radialis und ihren Begleitvenen sind in der Übertragungsform als Durchstromlappen Verluste nur zu beklagen, wenn eine arterielle Thrombose in beiden anastomosierten Gefäßstielen auftritt. Bei venöser Thrombose tritt kein Lappenverlust ein, da über die arteriovenösen Anastomosen ein indirekter venöser Abfluß aus dem Lappen möglich ist.

Daneben sollte nicht unerwähnt bleiben, daß durch Interposition der Lappenarterie beim arteriellen Durchstromlappen schon verschlossene Extremitätengefäße wiederhergestellt werden können und somit auch die Durchblutung einer geschädigten Extremität verbessert werden kann (Partecke u. Buck-Gramcko 1984a, b).

Lappen mit größeren Gefäßkalibern als Endstromlappen übertragen, können eine neue Art von Komplikationen entstehen lassen. Eine an sich schon geschädigte Extremität erleidet zusätzlich eine Minderdurchblutung, weil die verhältnismäßig großkalibrigen Anastomosen zuviel Blut in den übertragenen Lappen ableiten oder weil eine Arterie für die Lappenplastik geopfert wird (Guignard et al. 1984).

Shaw (1984) sammelte die Ergebnisse von 2233 Lappen aus vielen mikrochirurgischen Zentren der Welt und fand eine Einheilungsrate von 93%. Eine Unterteilung zwischen Einheilungserfolg und Lappenart bzw. Empfängerort wurde jedoch nicht vorgenommen.

O'Brien u. Morrison (1987) berichteten von 182 freien Lappen, die von 1973–1984 transplantiert wurden, mit einem Einheilungsergebnis von 88%.

Biemer (1986b) berichtet von 354 freien Gewebetransplantationen. Dabei traten insgesamt 23 Nekrosen (6,5%) sowie 20 Teilnekrosen (5,7%) auf.

Bei insgesamt 50 freien Gewebetransplantationen (14,1%) war eine postoperative Revision erforderlich. Von den 41 freien Unterarmlappen wurden 5 (12,2%) nekrotisch, bei 3 Lappen (7,3%) trat eine Teilnekrose auf. Insgesamt mußten bei 9 Radialislappen (22,0%) postoperative Revisionen vorgenommen werden.

Tsai et al. (1987) berichten bei 182 freien Lappen von einer Einheilungsrate von 96%. Bei 22% lagen arterielle oder venöse Thrombosen vor, die weitere operative Maßnahmen notwendig machten.

Stranc et al. (1975) berichten über ein Krankengut von 196 Rundstiellappen und fanden je nach Entnahmeregionen Komplikationen von 9–29%.

Bei den 141 freien Unterarmlappen, die in der Zeit von Juli 1982 bis Dezember 1988 am Berufsgenossenschaftlichen Unfallkrankenhaus Hamburg transplantiert wurden, waren 6 Lappenverluste zu beklagen. Dies entspricht einer Einheilungsrate von 95,7%. Wird aber nach der Übertragungsform, also in Endstromlappen und Durchstromlappen unterschieden, so liegt die Einheilungsrate beim Endstromlappen nur bei 92,9%, während sie beim Durchstromlappen deutlich höher liegt, nämlich bei 98,6%.

Der Vergleich der hier angegebenen Fallstudien zeigt auf, daß die freien Lappen mit mikrovaskulären Anastomosen bei einer an sich schon hohen Einheilungsrate zwischen 88 und 96% liegen. Der Unterarmlappen als arterieller Durchstromlappen transplantiert, weist eine noch höhere Einheilungsrate von 98,6% auf.

Neale et al. (1983) unterschieden bei den gestielten Muskellappen in schwere Komplikationen, wenn totale oder teilweise Lappennekrosen auftraten, sowie in leichtere Komplikationen, wenn Hämatome oder Hautnekrosen mit der Notwendigkeit der erneuten Hauttransplantation vorlagen. Ihre Studie umfaßte 95 gestielte Muskellappen. Die schweren Komplikationen lagen bei 34%, während die leichten Komplikationen 14% ausmachten. Reith et al. (1988) verwendeten diese Einteilung für die Beurteilung des frei übertragenen Latissimus-dorsi-Lappens, konnten jedoch erst nur über eine kleine Fallzahl berichten.

Die von Neale et al. (1983) vorgenommene Einteilung der postoperativen Komplikationen wurde für die freien Unterarmlappen abgewandelt. Dazu wurden außerdem die nicht beherrschbaren intraoperativen Komplikationen gerechnet, wenn der Lappen nicht zur Durchblutung gebracht werden konnte.

Es wurde unterschieden in:

1. Keine Komplikationen, wenn der freie Unterarmlappen vollständig primär einheilte.
2. Einfache Komplikationen, wenn Wundrandheilstörungen oder Hämatome vorlagen, die aber nicht eines operativen Eingriffes bedurften, sondern der Sekundärheilung überlassen werden konnten.
3. Mittlere Komplikationen, wenn Wundrandheilstörungen, Hämatome sowie Blutungen vorlagen, die einen weiteren operativen Eingriff in Form von Hauttransplantationen, Blutstillungen oder Hämatomausräumungen erforderlich machten.
4. Schwere Komplikationen, wenn arterielle oder venöse Thrombosen vorlagen oder trotz Reoperation eine teilweise oder totale Lappennekrose auftrat.

Nach dieser Einteilung fanden sich bei 90 freien Unterarmlappen (63,8%) keine postoperativen Komplikationen. Bei den Endstromlappen zeigten 42 (59,9%), bei den Durchstromlappen 48 (67,6%) keine Komplikationen. 51 Unterarmlappen (36,2%) wiesen postoperative Komplikationen auf (Abb. 101), davon 29 der 70 übertragenen Endstromlappen (41,4%) und 22 der 71 transplantierten Durchstromlappen (31,0%).

Einfache Komplikationen wiesen 15 Lappen auf (10,6%), davon waren 9 Endstromlappen (12,9%) und 6 Durchstromlappen (8,4%).

Mittlere Komplikationen konnten bei 24 Unterarmlappen (17,0%) nachgewiesen werden. Davon fielen auf den Endstromlappen 9 (12,9%), auf den Durchstromlappen 15 (21,1%).

Schwere Komplikationen fanden sich bei 12 freien Unterarmlappen (8,5%). Davon waren 10 Endstromlappen (14,3%) betroffen, aber nur 2 Durchstromlappen (2,8%).

Bei den 4 postoperativ aufgetretenen venösen Thrombosen der arteriellen Durchstromlappen traten 2 Teilnekrosen der Lappen auf. Nur bei einem Patienten mußte eine weitere Lappentransplantation vorgenommen werden, während bei dem 2. Pati-

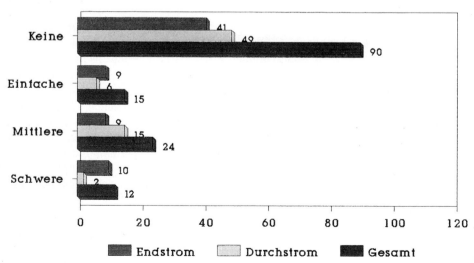

Abb. 101. Graphische Darstellung der Komplikationsschweregrade beim Unterarmlappen, als Durchstrom- und Endstromlappen übertragen (n = 141)

Tabelle 47. Schweregrad der Komplikation: Unterarmlappen (n = 141)

	Endstrom (n = 70)		Durchstrom (n = 71)		Gesamt (n = 141)	
Keine Komplikation	42	(59,9%)	48	(67,6%)	90	(63,8%)
Einfache Komplikation	9	(12,9%)	6	(8,4%)	15	(10,6%)
Mittlere Komplikation	9	(12,9%)	15	(21,1%)	24	(17,0%)
Schwere Komplikation	10	(14,3%)	2	(2,8%)	12	(8,5%)

enten eine Vollhauttransplantation ausreichte. Dieser Lappen wurde der mittleren Komplikationsrate zugeordnet.

Sowohl bei den intraoperativen als auch bei den postoperativen Komplikationen zeigten die als Durchstromlappen übertragenen freien Unterarmlappen weniger Komplikationen als die als Endstromlappen transplantierten freien Unterarmlappen (Tabelle 47).

Obwohl bei 17 Durchstromlappen (23,9%) postoperative Eingriffe vorgenommen werden mußten, gelang es nur bei einem Lappen (1,4%) nicht, eine Einheilung zu erreichen. Dagegen mußten bei 19 Endstromlappen (27,1%) weitere operative Eingriffe erfolgen. Hier waren 5 Lappen (7,1%) trotz intra- bzw. postoperativer Revision nicht zur Einheilung zu bringen.

Der Unterarmlappen ist dank seiner konstanten und großen Gefäße ein sehr sicher zu transplantierender und nur mit wenigen nicht beherrschbaren Komplikationen verbundener freier Lappen. Foucher et al. (1984) fanden in ihrer Literaturübersicht nur 2 Fälle, in welchen die A. radialis nicht angelegt war (Adachi 1928; Thomson 1984). Small u. Millar (1985) wiesen auf eine seltene Anomalie der A. radialis hin. Fatah et al. (1985) haben einen oberflächlichen Verlauf der A. ulnaris gesehen, welcher eine besondere Aufmerksamkeit bei der Lappenhebung notwendig machte, um nicht eine Durchblutungsstörung der Hand zu verursachen.

Das kosmetische Aussehen des freien Unterarmlappens wurde vom Operator bei 126 nachuntersuchten Lappen in 73% mit „gut" angegeben. Die Patienten beurteilten das kosmetische Aussehen in 80,9% mit „gut" und besser. Nur jeweils in 4,8% wurde vom Operator sowie in 2,4% von den Patienten das kosmetische Ergebnis mit „schlecht" angegeben.

Eine Sensibilitätsrückkehr bei Hautlappen und Hauttransplantaten ist auch ohne Nervenwiederherstellung beobachtet worden. Tiefe Vernarbungen am Lappenrand sowie ein schlechter Wundgrund oder auch freiliegender Knochen machen häufig das Einwachsen der Nerven von den Seiten und vom Wundgrund her unmöglich. Die besseren Ergebnisse wurden bei den reinen Hautlappen gesehen. Die Sensibilitätsrückkehr ist schlechter bei den Vollhauttransplantaten, gefolgt von den Spalthauttransplantaten. Zuerst wird die Schmerzempfindung zurückerlangt, danach das Berührungsempfinden und später das Temperaturunterscheidungsvermögen (Kredel u. Evans 1933; Davis 1934; McCarroll 1938; Hutchison et al. 1950; Napier 1952; Mannerfelt 1962).

Die Resensibilisierung ohne Nervenwiederherstellung ist einerseits von der Größe des Lappens, andererseits auch vom Alter der Patienten abhängig. Weiterhin ist der Zeitfaktor entscheidend.

Bessere Ergebnisse der Resensibilisierung der Lappen sind selbstverständlich durch die Nervenwiederherstellung zu erwarten. Dabei liegt die Asensibilität der Lappen mit Nervenanschluß bei 18,9 gegenüber 44,9% bei den Lappen, bei welchen ein Nervenanschluß nicht vorgenommen worden ist. Bei den Lappen mit Nervenanschluß sind der Zeitfaktor und das Alter der Patienten entscheidend, weniger jedoch die Größe des Lappens.

Bekannterweise zeigen jüngere Patienten, v.a. aber Kinder, bessere Ergebnisse bei der Wiedererlangung der Funktion nach Nervenwiederherstellungen (Souttar 1945; Bristow 1947; Bowden 1954; Lindsay et al. 1963).

Ob die Regeneration der Axone in der Kindheit und Jugend besser und schneller verläuft, ist fraglich. Heute wird vielmehr angenommen, daß der jugendliche Kortex ein größeres Kompensationsvermögen aufweist als der ältere und sich leichter auf einen veränderten Zustand einstellen kann.

Entscheidende Argumente, die gegen die Verwendung des Unterarmlappens angeführt werden, sind v.a. sein sichtbarer Hebungsdefekt am Unterarm, das oft angegebene schlechte kosmetische Ergebnis und der Verlust einer Stammarterie des Unterarmes, wenn die entnommene A. radialis nicht durch ein Veneninterponat wiederhergestellt wird.

Colen et al. (1986) untersuchten die Hebedefekte von 300 freien Lappen, insbesondere vom Latissimus-dorsi-Lappen, vom Leistenlappen, vom Skapulalappen sowie vom Tensor-fascia-latae-Lappen. Die Komplikationsrate lag bei etwa 20%. Bei 7,7% der Patienten waren weitere operative Maßnahmen notwendig. Die Komplikationsrate unserer Unterarmlappenhebedefekte lag bei 24,1%. Bei 13,5% der Patienten waren operative Eingriffe notwendig.

In den bisher veröffentlichten Studien sind Beurteilungen über das kosmetische Aussehen des Hebungsdefektes des Unterarmlappens nicht angegeben.

Xavier u. Lamb (1974) haben die Hebedefekte am Unterarm nach Spalthautentnahme untersucht und fanden bei wenigen Ausnahmen, besonders bei jungen Frauen, einen kosmetisch akzeptablen Hebedefekt. Zoltie (1988) berichtete über ähnliche Ergebnisse.

Boorman et al. (1987) berichteten über 27 Unterarmlappenhebungsdefekte. Eine Beurteilung des kosmetischen Aussehens wird nicht vorgenommen. Keiner ihrer Patienten, bei denen nur ein kutaner Lappen gehoben worden ist, klagte über eine Kälteempfindlichkeit, noch wurde eine Bewegungseinschränkung oder eine Kraftlosigkeit beobachtet. Eine Funktionseinbuße am Hebungsort des Lappens neben Kraftlosigkeit und Kälteempfindlichkeit sahen sie nur bei den Patienten, bei denen zusätzlich ein Radiussegment übertragen worden war.

Timmons et al. (1986) berichten über eine Fallzahl von 15 Unterarmlappen aus 2 plastisch-chirurgischen Zentren. 4 Patienten (26,7%) klagten über eine Kälteempfindlichkeit an der Hand. Etwa die Hälfte der Patienten wiesen Einschränkungen der Handgelenksbeweglichkeit, eine Kraftlosigkeit, eine Sensibilitätsstörung im Radialisausbreitungsbereich sowie eine Schwellneigung der Hand auf. Bei 8 Patienten

(53,3%) kam es zur Sekundärheilung des Hebungsdefektes infolge einer nicht vollständigen Einheilung des Hauttransplantates.

McGregor (1987) stellt den Unterarm mit einer Gipsschiene in maximaler Handgelenksstreckung für 10 Tage ruhig. Die Handgelenksstreckung soll die Sehnen des Flexor carpi radialis und des Brachioradialis anspannen und auf dem Wundgrund halten und das Hauttransplantat am Wundgrund besser haften lassen. Dadurch wird eine bessere Hauttransplantateinheilung erreicht, insbesondere wenn der Lappenhebungsdefekt sehr weit distal am Unterarm liegt.

Fenton u. Roberts (1985) vernähen die Muskelbäuche des Flexor digitorum superficialis und des Flexor pollicis longus über die Sehne des Flexor carpi radialis und schaffen somit für das Hauttransplantat einen guten Wundgrund. Der Unterarm wird mit einer Gipsschiene für 14 Tage in einer Handgelenksbeugung fixiert.

Elliot et al. (1988) verschließen kleinere Hebungsdefekte des Unterarmlappens durch eine modifizierte V-Y-Plastik an der Unterarmbeugeseite. Dabei muß der Lappen sehr weit distal, fast am Handgelenk, gehoben werden.

Bessere Transplantateinheilungen verbunden mit einem günstigeren kosmetischen Ergebnis werden jedoch erzielt, wenn der Unterarmlappen mehr im mittleren bzw. proximalen Unterarmdrittel gehoben wird. Hier liegt als zu bedeckender Wundgrund die Unterarmbeugemuskulatur vor. Sehnige Anteile der Muskulatur sind in diesem Bereich des Unterarmes nicht mehr vorhanden.

Von den 141 freien Unterarmlappen konnten 126 (89,4%) Hebungsdefekte nachuntersucht werden. Die Nachuntersuchungszeit belief sich auf 6–67 Monate, im Durchschnitt lag sie bei 27,3 Monaten.

Beurteilt wurden kosmetisches Aussehen, Pigmentanreicherung des Transplantates, Niveauunterschied zur ortsständigen Unterarmhaut sowie Belastbarkeit des Transplantates.

Das anfangs schlechtere kosmetische Aussehen des Hebungsdefektes wird später deutlich besser, zumal die Narben abblassen und auch eine bessere Belastbarkeit des Transplantates zu verzeichnen ist. Nur bei 8 Hebungsdefekten (6,3%) konnte eine starke, kosmetisch störende Pigmentierung des Hauttransplantates gefunden werden. Bei 53 (42,1%) fand sich keine Pigmentanreicherung des Transplantates.

Das kosmetische Ergebnis des Hebungsdefektes wurde von der Hälfte der Patienten (47,6%) mit „gut" und besser angegeben. Nur 8 Patienten (6,4%) beurteilten das kosmetische Ergebnis als „schlecht". Keiner dieser Patienten wollte aber eine Narbenkorrektur nach Vordehnung der Haut durch Expandereinlage vornehmen lassen, wie es von Argenta (1984), Herndl u. Mühlbauer (1986) sowie von Hallock (1988) beschrieben wurde.

Als weiterer Nachteil wird beim Unterarmlappen die Entnahme einer Stammarterie des Unterarmes angesehen.

Jones u. O'Brien (1985) berichten von einer akuten Ischämie der Hand nach Unterarmlappenhebung, die nur durch die Wiederherstellung der A. radialis mit einem Veneninterponat behoben werden konnte.

Bevor eine Lappenhebung am Unterarm erfolgt, ist eine ausreichende Überprüfung der Kontinuität des Hohlhandbogens mit dem Allen-Test erforderlich (Allen 1929; Kamiensky u. Barnes 1976). Die Doppler-Untersuchung erbringt bei weitem sicherere Informationen über die Handdurchblutung (Little et al. 1973; Steffens et al.

1987). Kaiser (1986) behauptet, daß beide Hohlhandbögen eine fehlende Versorgung durch die A. radialis voll kompensieren können. Auch wenn nur ein Hohlhandbogen ausgebildet ist oder die radialen Finger aus einer A. mediana versorgt werden, läge keine Minderdurchblutung vor.

Debakey u. Simeone (1946) berichten von Handverlusten nach Unterbindungen der Stammarterien bei Kriegsverletzungen. Sie lagen bei der Ligatur der A. ulnaris bei 1,6%, und wesentlich höher, d.h. bei 5,1%, wenn die A. radialis unterbunden werden mußte.

Die A. ulnaris wurde bisher als dominant für die Blutversorgung der Hand angesehen (Baker et al. 1976; Braun 1977; Ryan et al. 1983). Coleman u. Anson (1961) sowie Kleinert et al. (1989) fanden, daß beide Unterarmarterien in gleichem Maße an der Handdurchblutung beteiligt sind. Andere Autoren fanden unterschiedliche prozentuale Anteile der beiden Unterarmarterien an der Blutversorgung des Unterarmes und der Hand (Husum u. Palm 1978; Hirai 1980; Maurer et al. 1983; Little et al. 1973).

Coleman u. Anson (1961) berichten außerdem, daß der oberflächliche Hohlhandbogen nur in 78,5% und der tiefe Hohlhandbogen in 97,0% vollständig vorhanden ist.

Trotzdem wird häufig die A. radialis bei Ganglionexstirpationen und bei Verletzungen unterbunden oder sogar für Untersuchungen katheterisiert. Die Komplikationsrate wird dabei zwischen 0,2 und 10,0% angegeben (Samaan 1971; Downs et al. 1973; Bedford u. Wallman 1971; Katz et al. 1974; Crossland u. Neviaser 1977; Mandel u. Dauchot 1977).

Aus diesem Grund ist neben einer sorgfältigen präoperativen Diagnostik mit dem Allen-Test und der Doppler-Untersuchung auch intraoperativ nach der vollständigen Lappenhebung vor Durchtrennung der Lappengefäßstiele eine nochmalige Überprüfung der Durchblutungsverhältnisse der Hand unbedingt erforderlich. Vor Eröffnung der Oberarmblutleere wird am distalen Gefäßstiel die A. radialis mit einer Gefäßklemme abgeklemmt. Liegt nach Freigabe des Blutstromes neben einer guten Lappendurchblutung auch eine Durchblutung der Hand und insbesondere des Daumens vor, kann gefahrlos eine Übertragung des Lappens erfolgen. Eine Wiederherstellung der A. radialis durch ein Veneninterponat ist dann nicht erforderlich.

Brenner et al. (1988) fanden bei 15 nachuntersuchten Hebungsdefekten trotz Wiederherstellung der A. radialis durch ein Veneninterponat eine diskrete Minderdurchblutung der kontralateralen gesunden Hand. Eine Untersuchung vor und nach Hebung des Lappens war nicht erfolgt. Kleinert et al. (1989) zweifeln den Vergleich zur kontralateralen gesunden Hand an, da die Gefäßmuster der dominanten und der nicht-dominanten Hand nie exakt gleich seien.

Tritt aber nach Hebung des Unterarmlappens und nach Eröffnung der Oberarmblutleere nur eine langsame Durchblutung der radialen Handhälften auf oder liegt eine Minderdurchblutung der Hand vor, muß die A. radialis durch ein Veneninterponat rekonstruiert werden. Wird präoperativ durch den Allen-Test sowie die Doppler-Untersuchung eine nicht einwandfreie Durchblutung der Hand über die A. ulnaris und den Hohlhandbogen festgestellt, sollte der Unterarmlappen für die Defektdeckung nicht genommen, sondern auf einen anderen Lappen ausgewichen werden. Es ist wohl bekannt, daß eine Obstruktion der A. radialis in diesen Fällen zu einer Nekrose der radialen Finger führen kann (Poisel 1983).

Die Wiederherstellung der A. radialis durch ein Veneninterponat erfolgte bei uns in keinem Fall wegen einer sichtbaren Minderdurchblutung der Hand bzw. der Finger. Sie wurde nur vorgenommen, um dem Patienten die 2. Stammarterie des Unterarmes zu erhalten. Zwar verlängerte die Rekonstruktion der A. radialis durch ein Veneninterponat die Blutleere- oder Blutsperrezeit des Armes im Durchschnitt um 30 min, die gesamte Operationsdauer wurde aber im Durchschnitt durch die Rekonstruktion der A. radialis mit einem Veneninterponat nicht wesentlich beeinträchtigt.

69,3% der Veneninterponate blieben durchgängig. Sowohl die Verlagerung unter die Muskulatur als auch die Länge des verwendeten Veneninterponates spielten dabei eine entscheidende Rolle. War das Veneninterponat unter die Muskulatur verlagert worden, blieben 78,3% durchgängig. Hingegen waren nur 36,8% der oberflächlich verlaufenden Veneninterponate offengeblieben.

Ausschlaggebend für die Durchgängigkeit eines Veneninterponates war auch die Länge des jeweils verwendeten Veneninterponates. Veneninterponate mit einer Länge von über 20 cm waren nur noch etwa zur Hälfte durchgängig. Bei einer Länge bis zu 20 cm waren die Veneninterponate bis zu 75,3% offengeblieben.

Bei nicht wiederhergestellter A. radialis fand sich bei den Thermographieuntersuchungen keine wesentliche nachweisbare Minderdurchblutung der Hand, wie von Gelberman et al. (1979, 1982) schon festgestellt werden konnte. Stock u. Wolf (1986) fanden bei der Thermographieuntersuchung bei Patienten mit fehlender A. radialis deutliche Temperaturunterschiede zur kontralateralen Seite. Aus ihrer Veröffentlichung geht jedoch nicht hervor, ob sie nur den Spenderbereich des Unterarmes oder auch die Handdurchblutung meinten. Unsere Thermographieuntersuchungen zeigten keine Minderdurchblutung der Hand, wohl aber des Hebungsgebietes bei fehlender A. radialis. Bei vorliegender Thrombose im Veneninterponat konnte jeweils in Höhe des thrombotischen Verschlusses eine deutliche Minderdurchblutung am Unterarm gefunden werden.

Vielmehr wurde bei allen nachuntersuchten Patienten eine deutlich bessere Durchblutung der Hand bei rekonstruierter A. radialis gegenüber der nicht betroffenen Hand gefunden. Dieser Umstand war durch die fehlenden Abgänge im Veneninterponat zu erklären, so daß das gesamte Blutvolumen, welches das Veneninterponat erreicht, auch bis zur Hand hinfließen konnte.

Die A. radialis gibt in ihrem Verlauf am Unterarm zahlreiche Gefäßäste an die Umgebung ab (Timmons 1986), so daß nur ein Teil des Blutvolumens, welches von der A. brachialis in die A. radialis einströmt, auch die Hand erreicht.

Eine Minderdurchblutung der Hand lag nur vor, wenn Lappenhebungsort und der zu deckende Weichteildefekt die gleiche Armseite betrafen. Dies war bei 5 Patienten (4,0%) der Fall. Sie klagten über eine nicht unerhebliche Kälteempfindlichkeit der Hand.

Die Thermographieuntersuchung konnte jedoch nur einen momentanen, zum Zeitpunkt der Untersuchung bestehenden Überblick der Durchblutungsverhältnisse am Unterarm und an der Hand wiedergeben. Die Durchblutungsverhältnisse sind von vielen Faktoren abhängig, u.a. auch von der jeweiligen Raumtemperatur. Eine qualitative Aussage kann aus diesem Grund mit der Thermographieuntersuchung nicht vorgenommen werden und ist daher auch nicht reproduzierbar.

In bezug auf einen wesentlichen Funktionsverlust der Hand und des kraftvollen Greifvermögens konnte kein Nachteil am Hebungsarm beobachtet werden. Ein funktioneller Verlust fand sich nur bei 3 Patienten (2,4%). Hier lag eine endgradige Behinderung der Handgelenksextension vor. Eine Kraftminderung wurde bei den nachuntersuchten Patienten nicht gefunden.

Keinen wesentlichen Nachteil stellte der Sensibilitätsverlust am Hebungsort dar. Zwar lag bei 14 der Patienten (11,1%) eine Asensibilität am Hebungsort vor, die Patienten fühlten sich aber dadurch subjektiv nicht wesentlich behindert. Nur wenn die Hebungsdefekte des Unterarmes im Handgelenksbereich lagen, fühlten sich die Patienten bei einer Asensibilität oder Hypersensibilität des Hebungsdefektes durch die aufliegende Kleidung beeinträchtigt.

Der freie Unterarmlappen stellt, als Durchstromlappen übertragen, einen sehr sicheren Lappen mit einer hohen Einheilungsrate von 98,6% dar. Auch bei einer Thrombose des venösen Gefäßsystems sowie bei nicht vorgenommenem Anschluß der Venen kann er dank der arteriovenösen Anastomosen zwischen der A. radialis und ihren Begleitvenen überleben und einheilen. Die bisherige Meinung, daß ein frei transplantierter Lappen nur einheilen und überleben kann, wenn sowohl das arterielle als auch das venöse Gefäßsystem angeschlossen werden, trifft zumindest für den Unterarmlappen, der als arterieller Durchstromlappen übertragen wurde, nicht zu.

Die beschriebenen Nachteile seines Hebungsdefektes sind nicht so gravierend wie bisher angenommen. Sie stellen zum einen Einzelfälle dar, wie das Risiko einer Durchblutungsstörung der Hand (Jones u. O'Brien 1985). Zum anderen können durch unsachgemäße Lappenhebung nachteilige Folgen am Hebungsort entstehen, wie etwa die ungünstigen Sensibilitätsstörungen nach Freilegen des oberflächlichen Radialisastes (Timmons et al. 1986). Auch das Auftreten von Sehnennekrosen (Hallock 1988) oder die weniger gute Belastbarkeit der Hauttransplantate am Unterarm (Hallock 1989) können nur beobachtet werden, wenn der Hebungsort des Unterarmlappens sehr weit distal gewählt wird. Die von Hallock (1986) beschriebene Komplikation infolge einer Venenverletzung, hervorgerufen durch eine vorangegangene Venenpunktion, kann nicht dem Unterarmlappen selbst angelastet werden.

Ohne Frage muß der Hebungsdefekt eines transplantierten Lappens auch in Relation zum Anlaß für die Lappenhebung und zum Primärschaden gesetzt werden. Eine Lappenübertragung wird in der Regel nur vorgenommen, um Weichteildefekte verletzter oder erkrankter Hautareale zu verschließen. Dabei geht es häufig um den Erhalt einer Extremität.

Etwa die Hälfte der 126 nachuntersuchten Patienten bescheinigte dem mit einem Hauttransplantat verschlossenen Hebungsdefekt des Unterarmlappens ein kosmetisch gutes oder sogar besseres Aussehen und fühlt sich nicht beeinträchtigt. Die Entnahme einer Unterarmstammarterie hinterläßt an der Hand keine nachweisbare Minderdurchblutung oder Kälteempfindlichkeit. Ein wesentlicher funktioneller Verlust durch Entnahme des Lappens vom Arm kann ebenfalls nicht beobachtet werden.

Folgerichtig sei aber betont, daß es sich in unserem Krankengut fast ausschließlich um unfallverletzte Patienten mit einem Durchschnittsalter von 38,2 Jahren handelt. Auswirkungen durch das Fehlen einer Stammarterie am Arm im hohen Alter oder bei Auftreten von Stoffwechselerkrankungen oder Erkrankungen des Gefäßsystems können derzeit nicht beurteilt werden.

8 Zusammenfassung

Klinische Beobachtungen ließen den Schluß zu, daß der als arterieller Durchstromlappen übertragene freie Unterarmlappen auch ohne direkten venösen Abfluß überleben und einheilen kann.

Durch tierexperimentelle Untersuchungen am Saphenuslappen wurden folgende Fragen überprüft:

- Kann ein arterieller Durchstromlappen ohne direkten venösen Abfluß überleben?
- Sind arteriovenöse Anastomosen in dem tangential den kutanen Durchstromlappen durchziehenden Gefäßstiel vorhanden?
- Kommt es im venösen Lappensystem zu einem solchen Druckanstieg, daß es in den arteriovenösen Anastomosen während der diastolischen Phase zu einer Stromumkehr und somit zu einem indirekten venösen Abfluß ins arterielle System des Lappens kommt?

1. An 40 Ratten wurden verschiedene gefäßgestielte Saphenuslappen gehoben und deren Einheilung beobachtet.
2. An 3 Kaninchen bei insgesamt 6 Saphenuslappen wurde die Einheilung der arteriellen Saphenusdurchstromlappen ohne direkten venösen Abfluß untersucht.
3. An 7 Ratten und 5 Kaninchen wurden in der V. saphena des gehobenen Lappens sowie in der A. saphena der kontralateralen Seite arterielle und venöse Druckmessungen vorgenommen.

8.1 Ergebnisse

Experimentell: Nur arterielle Durchstromlappen ohne direkten venösen Abfluß können einheilen, nicht aber arterielle Endstromlappen. Arteriovenöse Anastomosen zwischen der A. und V. saphena konnten beim Kaninchen und bei der Ratte im Rasterelektronen- sowie im Lichtmikroskop nachgewiesen werden. In dem venösen System der Lappen ohne direkten venösen Abfluß kommt es zu einem Druckanstieg, der über den jeweiligen diastolischen Druckwerten in der A. saphena liegt. In der diastolischen Phase gelingt über die vorhandenen arteriovenösen Anastomosen ein indirekter venöser Abfluß ins arterielle Gefäßsystem zurück. Das venöse Blut kann somit über die den Lappen tangential durchlaufende A. saphena abtransportiert werden.

Klinisch: Die bis Dezember 1988 am Berufsgenossenschaftlichen Unfallkrankenhaus Hamburg 141 frei übertragenen Unterarmlappen sind ausgewertet und nachuntersucht worden.

Zwischen der A. radialis und ihren Begleitvenen konnten im Rasterelektronen- und Lichtmikroskop ebenfalls arteriovenöse Anastomosen nachgewiesen werden. Insgesamt findet sich eine Einheilungsrate der Unterarmlappen von 95,7%. Bezogen auf die Übertragungsform liegt die Einheilungsrate beim Endstromlappen bei 92,9%, beim Durchstromlappen jedoch bei 98,6%. Auch intra- und postoperativ weisen die als Durchstromlappen übertragenen Unterarmlappen weniger Komplikationen auf.

Die bisher beschriebenen Nachteile des Hebungsdefektes am Unterarm sind nicht so gravierend. Das kosmetische Ergebnis des mit einem Hauttransplantat verschlossenen Hebungsdefektes wird von der Hälfte der Patienten mit „gut" oder besser angegeben. Eine nachträgliche Narbenkorrektur kann durch Verwendung eines Hautexpanders erreicht werden.

Thermographieuntersuchungen zeigen auf, daß die Entnahme einer Unterarmstammarterie keine nachweisbare Minderdurchblutung der Hand hinterläßt, wenn die A. radialis nicht durch ein Veneninterponat wiederhergestellt wird oder ein thrombotischer Verschluß im Veneninterponat auftritt. Funktionelle Störungen am Hebungsarm konnten nicht gesehen werden.

Der Unterarmlappen ist ein einfach und schnell zu hebender, sicher zu übertragender und vielseitig zu verwendender Lappen, der einen vordersten Platz in der plastisch-rekonstruktiven Chirurgie einnimmt.

Literatur

Acciari L, Cugola L, Maso R, Nogarin L (1978) The thermographic hand. Acta Therm 3:65–75
Acland RD (1975) Experimental skin flap transfer by microvascular anastomosis. In: Grapp WC, Myers MB (eds) Skin flaps. Little Brown, Boston, pp 93–109
Acland RD, Schusterman M, Godina M, Eder E, Taylor GJ, Carlisle J (1981) The saphenous neurovascular free flap. Plast Reconstr Surg 67:763–774
Adachi B (1928) Das Arterien-System der Japaner. Verlag der kaiserl. japan. Universität, Kyoto
Ahmadi A, Sparmann M, Kreusch-Brinker R (1987) Thermographie als ergänzende Kontrolluntersuchungsmethode nach Wiederherstellungsoperationen an der Hand. Handchirurgie 19:343–346
Allen EV (1929) Thromboangitis obliterans: Methods of diagnosis of chronic occlusive arterial lesions distal of the wrist, with illustration cases. Am J Med Sci 178:237–244
Allieu Y, Gombis R, Bahri H (1981a) Lambeau inguinal composé cutaneo-osseux pedicule à la main en urgence (LICCO). Discussion à propos d'un cas de réconstruction du pouce. Ann Chir Plast 26:159–162
Allieu Y, Gombis R, Yoshimura M, Dimeglio A, Bonnel F (1981b) Congenital pseudarthrosis of the forearm – two cases treated by free vascularized fibular graft. J Hand Surg 6:475–481
Argenta LC (1984) Controlled tissue expansion in reconstructive surgery. Br J Plast Surg 37:520–529
Ariyan S (1979) The pectoralis major myocutaneous flap. Plast Reconstr Surg 63:73–82
Armenta E, Fisher J (1981) Vascular pedicle of the tensor fascia lata myocutaneous flap. Ann Plast Surg 6:112–116
Ashbell TS, Kleinert HE, Kutz JE (1967) Vascular injuries about the elbow. Clin Orthop 50:107–127
Avellan L, Johannsson B (1966) Hyperkeratosis of scars in the weight-bearing areas of the foot. Acta Chir Scand 131:269–273
Badran HA, El-Helaly MS, Safe J (1984) The lateral intercostal neurovascular free flap. Plast Reconstr Surg 73:17–25
Baek SM, Weinberg H, Song Y, Park C-G, Biller HF (1985) Experimental studies in the survival of venous island flaps without arterial inflow. Plast Reconstr Surg 75:88–95
Bailey BN, Godfrey AM (1982) Latissimus dorsi muscle free flaps. Br J Plast Surg 35:47–52
Bakamijan VY (1965) A two-staged method for pharyngo-oesophageal reconstruction with a primary pectoral skin flap. Plast Reconstr Surg 36:173–184
Baker R, Chunprapaph B, Nyhus L (1976) Severe ischemia of the hand following artery catherization. Surgery 80:449–457
Bargmann W (1962) Histologie und mikroskopische Anatomie des Menschen. Thieme, Stuttgart
Barwick WJ, Goodkind DJ, Serafin D (1982) The free scapular flap. Plast Reconstr Surg 69:779–785
Baudet J, Le Maire JM, Guimberteau JC (1976a) Ten free groin flaps. Plast Reconstr Surg 57:577–595
Baudet J, Guimberteau JC, Nascimento E (1976b) Successful clinical transfer of two free thoracodorsal axillary flaps. Plast Reconstr Surg 58:680–688
Bedford R, Wallman H (1973) Complications of percutaneous radial artery cannulation: An objective prospective study in man. Anesthesiology 38:228–236

Berger A (1983) Plastisch-chirurgische Maßnahmen bei großen Weichteildefekten. Hefte Unfallheilk 162:133–143
Berger A, Wannske M (1987) Indikation, Technik und Ergebnisse nach Knochentransplantationen mit mikrovaskulärem Anschluß. Hefte Unfallheilk 179:243–249
Berger A, Kotz R, Walzer R (1980) Rekonstruktion im unteren Extremitätenbereich nach Tumorresektion durch freien Fibulatransfer. 3. Arbeitstagung der Deutschsprachigen Arbeitsgemeinschaft für Mikrochirurgie der peripheren Nerven und Gefäße, Zürich
Berger A, Muhr G, Brüggemann H (1982) Die Mikrochirurgie bei Knochentumoren. Handchirurgie 14:230–233
Biemer E (1986a) Indikation für den freien Gewebetransfer im Gegensatz zu alternativen Deckungsmethoden. Chirurg 57:113–114
Biemer E (1986b) Der freie Gewebetransfer an der unteren Extremität – Eine Standortbestimmung. Chirurg 57:141–142
Biemer E, Duspiva W (1980) Rekonstruktive Mikrogefäßchirurgie. Springer, Berlin Heidelberg New York
Biemer E, Stock W (1983) Total thumb reconstruction: A one-stage reconstruction using an osteocutaneous forearm flap. Br J Plast Surg 36:52–55
Black MJM, Chait L, O'Brien BM, Sykes PJ, Sharzer LA (1978) How soon may the axial vessels of a surviving free flap be safely ligated: A study in pigs. Br J Plast Surg 31:295–299
Böck P (1980) Feinstruktur und Innervation arteriovenöser Anastomosen (AVAs). Wiener Klin Wochenschr 14/6:179–187
Boorman JG, Green MF (1986) A split Chinese forearm flap for simultaneous oral lining and skin cover. Br J Plast Surg 39:179–182
Boorman JG, Brown JA, Sykes PJ (1987) Morbidity in the forearm flap donor arm. Br J Plast Surg 40:207–212
Boswick J (1967) Injuries of the radial and ulnar arteries. In: Proceedings of the American Society for Surgery of the Hand. J Bone Joint Surg [Am] 49:582
Boswick J, Nahai F, Wallace JG, Vascontez LO (1979) Sixty latissimus dorsi flaps. Plast Reconstr Surg 63:31–41
Bowden REM (1954) Factors influencing functional recovery. In: Seddon HJ (ed) Periphere nerve injuries. Her Majesty's Stationery Office, London, pp 298–352
Braun JB (1977) Les artères de la main. Thèse, Université de Nancy
Brenner P, Berger A, Caspary L (1988) Angiologic observations following autologous vein grafting and free radial artery flap elevation. J Reconstr Microsurg 4:297–301
Bristow WR (1947) Injuries of peripheral nerves in two world wars. Br J Surg 34:333–348
Brown RG, Fleming WH, Jurkiewicz MJ (1977) An island flap of the pectoralis major muscle. Br J Plast Surg 30:161–165
Büchler U (1980) Rekonstruktion der unteren Extremitäten mit mikrovaskulären Gewebetransplantaten bei Tumorpatienten. 3. Arbeitstagung der Deutschsprachigen Arbeitsgemeinschaft für Mikrochirurgie der peripheren Nerven und Gefäße, Zürich 1980
Buncke HJ, Schulz WP (1966) Total ear reimplantation in the rabbit utilising microminiature vascular anastomoses. Br J Plast Surg 19:15–22
Buncke HJ, Buncke CM, Schulz WP (1966) Immediate Nicoladoni procedure in the rhesus monkey, or hallux-to-hand transplantation, utilising microminiature vascular anastomoses. Br J Plast Surg 19:332–337
Buncke HJ, Furnas DW, Gordon L, Achauer BM (1977) Free osteocutaneous flap from a rib to the tibia. Plast Reconstr Surg 59:799–805
Burstein FD, Canalis RF (1985) Studies on the osteogenic potential of vascularized periosteum: Behavior of periosteal flaps transferred onto soft tissues. Otolaryngol. Head Neck 93:731–735
Burstein FD, Canalis RF, Canalis EM, Ariyan S (1989) Scanning electron microscope and gel electrophoresis of vascularized periosteal autografts. Plast Reconstr Surg 83:500–510
Caffee HH, Hoefflin SM (1979) The extended dorsalis pedis flap. Plast Reconstr Surg 64:807–810

Canalis RF, Burstein FD (1985) Studies on the osteogenic potential of vascularized periosteum. Arch Otolaryngol 111:511–516
Chang KN, DeArmond SJ, Buncke HJ (1986) Sensory reinnervation in microsurgical reconstruction of the heel. Plast Reconstr Surg 78:652–663
Chang T-S (1982) Radial artery fascial flap. Presented at the Annual Meeting of the American Society of Plastic and Reconstructive Surgeons, Honolulu, Oct. 1982
Chang T-S, Hwang W-Y (1984a) Forearm flap in one-stage reconstruction of the penis. Plast Reconstr Surg 74:251–258
Chang T-S, Wang W (1984b) Application of microsurgery in plastic and reconstructive surgery. J Reconstr Microsurg 1:55–63
Clara M (1956) Die arterio-venösen Anastomosen. Anatomie/Biologie/Pathologie. Springer, Wien
Clark ER, Clark EL (1934) Observation on living arterio-venous anastomoses as seen in transparent chambers introduced into the rabbit's ear. Am J Anat 54:229–286
Clark ER, Clark EL (1940) Microscopy observations on the extra-endothelial cells of living mammalian blood vessels. Am J Anat 66:1–49
Cobbett JR (1967a) Small vessel anastomoses. Br J Plast Surg 20:16–20
Cobbett JR (1967b) Microvascular surgery. Surg Clin North Am 47:521–542
Cobbett JR (1969) Free digital transfer: report of a case of transfer of a great toe to replace an amputated thumb. J Bone Joint Surg [Br] 51:677–679
Coleman SS, Anson BJ (1961) Arterial pattern in the hand based upon a study of 650 specimens. SGO 113:409–424
Colen SR, Shaw WW, McCarthy JG (1986) Review of the morbidity of 300 free flap donor sites. Plast Reconstr Surg 77:948–953
Cormack GC, Duncan M-J, Lamberty BGH (1986) The blood supply of the bone component of the compound osteo-cutaneous radial artery forearm flap – an anatomical study. Br J Plast Surg 39:173–175
Crossland S, Neviaser R (1977) Complications of radial artery catheterization. Hand 9:287–290
Curtillet E (1939) Les anastomoses artério-veineuses (Glomus neuro-vasculaires de Masson). Ann Anat Path Méd- chir 16:327–345
Daniel RK (1975) Toward an anatomical and hemodynamic classification of skin flaps. Plast Reconstr Surg 56:330–332
Daniel RK, Taylor GI (1973) Distant transfer of an island flap by microvascular anastomoses. Plast Reconstr Surg 52:111–117
Daniel RK, Williams B (1973) The free transfer of skin flaps by microvascular anastomosis. Plast Reconstr Surg 52:16–31
Daniel RK, Cunningham DM, Taylor GI (1975a) The deltopectoral flap: An anatomical and hemodynamic approach. Plast Reconstr Surg 55:275–282
Daniel RK, Terzis J, Schwarz G (1975b) Neurovascular free flaps. Plast Reconstr Surg 56:13–20
Daniel RK, Terzis J, Midgley RD (1976) Restoration of sensation to an anaesthetic hand by a free neurovascular flap from the foot. Plast Reconstr Surg 57:275–280
Davis L (1934) The return of sensation to transplanted skin. Surg Gynecol Obstet 59:533–543
Debakey ME, Simeone F (1946) Battle injuries of the arteries in world war II. Ann Surg 123:534–579
Derganc M, Zdravic F (1960) Venous congestion of flaps treated by application of leeches. Br J Plast Surg 2:187–192
Dielert E, Stock W (1987) Neurovaskulär anastomosierter Radialislappen zum Haut-, Schleimhaut- und Nerv-Ersatz. Dtsch Z Mund-Kiefer-Gesichtschir 11:288–295
Doi K, Tominaga S, Shibata T (1977) Bone grafts with microvascular anastomoses of vascular pedicle. An experimentel study in dogs. J Bone Joint Surg [Am] 59:809–815
Donski PK, Büchler U, Tschopp AM (1982) Surgical dissection of the fibula for free microvascular transfer. Chir Plast 6:153–164
Dos Santos LF (1980) The scapular flap: A new microsurgical free flap. Bull Chir Plast 70:133–144

Downs JB, Rackstein AD, Klein EF, Hawkins JF (1973) Hazards of radial-artery catheterization. Anestesiology 38:283–286
Duncan MJ, Zuker RM, Manktelow RT (1985) Resurfacing weight bearing areas of the heel. J Reconstr Microsurg 1:201–208
Elliot D, Bardsley AF, Batchelor AG, Soutar DS (1988) Direct closure of the radial forearm flap donor defect. Br J Plast Surg 41:358–360
Emerson DJM, Sprigg A, Page RE (1985) Some observations on the radial artery island flap. Br J Plast Surg 38:107–112
Enneking WF, Eady JL, Burchardt H (1980) Autogenous cortical bone grafts in the reconstruction of segmental skeletal defects. J Bone Joint Surg [Am] 62:1039–1058
Erol OÖ (1976) Transformation of a free skin graft into a vascularized pedicled flap. Plast Reconstr Surg 58:470–477
Evans HB, Lampe HB (1987) The radial forearm flap in head and neck reconstruction. J Otolaryngol 16:382–386
Fatah MF, Nancarrow JD, Murray DS (1985) Raising the radial artery forearm flap: The superficial ulnar artery "trap". Br J Plast Surg 38:394–395
Feldman JJ, Cohen BE, May JW (1978) The medial gastrocnemius myocutaneous flap. Plast Reconstr Surg 61:531–539
Fenton OM, Roberts JO (1985) Improving the donor site of the radial forearm flap. Br J Plast Surg 38:504–505
Filatow WP (1917) Plastika na kurglom stebl. Vestn Oftal 4/5:149–153
Filatow WP (1922a) Plastik aus rundem Stiel. Klin Monatsbl Augenheilkd 68:124–132
Filatow WP (1922b) Zur Frage der Plastik mit einem wandernden Stiel. Klin Monatsbl Augenheilkd 68:557–559
Finley JM, Acland RD, Wood WB (1978) Revascularized periosteal grafts: A new method to produce functional new bone without bone grafting. Plast Reconstr Surg 61:1–6
Foucher G, van Genechten F, Merle M, Michon J (1984) A compound radial artery forearm flap in hand surgery: An original modification of the Chinese forearm flap. Br J Plast Surg 37:139–148
Franklin JD, Withers EH, Madden JJ, Lynch JB (1979) Use of the free dorsalis pedis flaps in head and neck repairs. Plast Reconstr Surg 63:195–205
Frick A, Baumeister RGH, Wiebecke B (1987) Untersuchungen zur Gefäßfeinstruktur des Skapulalappens. Handchirgurgie 19:336–338
Fujino R, Harashina R, Mikato A (1972) Autogenous en' bloc transplantation of the mammary gland in dogs, using microsurgical technique. Plast Reconstr Surg 50:376–381
Fujino T, Saito S (1975) Repair of pharyngoesophageal fistula by microvascular transfer of a free skin flap. Plast Reconstr Surg 56:549–553
Fujino T, Tamino R, Sugimoto C (1975) Microvascular transfer of free deltopectoral dermal-fat flap. Plast Reconstr Surg 55:428–434
Ganzer H (1917) Die Bildung langgestielter Stranglappen bei Gesichtsplastik. Berl Klin Wochenschr 54:1095–1096
Gelberman RH, Blasingame JP, Fronek A, Dimick MP (1979) Forearm arterial injuries. J Hand Surg 4:401–408
Gelberman RH, Nunley JA, Koman LA, Gould JS, Hergenroeder PF, MacClean CR, Urbaniak JR (1982) The results of radial and ulnar arterial repair in the forearm. J Bone Joint Surg [Am] 64:383–387
Gilbert A, Teot L (1982) The free scapular flap. Plast Reconstr Surg 69:601–604
Gilbert A, Morrison W, Tubiana R, Lisfranc R, Firmin F (1975) Transfer sur la main d'un lambeau libre sensible. Chirurgie 101:691–694
Gillies HD (1920) Plastic surgery of facial burns. Surg Gynecol Obstet 30:121–134
Godina M (1979) Preferential use of end-to-side arterial anastomoses in free flap transfer. Plast Reconstr Surg 64:673–682

Godina M (1985) Akutversorgung von Handverletzungen. Zusatzreferat auf dem 26. Symposium der Deutschsprachigen Arbeitsgemeinschaft für Handchirurgie Würzburg, September 1985
Godina M (1986) Early microsurgical reconstruction of complex trauma of the extremities. Plast Reconstr Surg 78:285–292
Goldwyn RM, Lamb DJ, White WL (1963) An experimental study of large island flaps in dogs. Plast Reconstr Surg 31:528–536
Golenhofen K (1968) Physiologie der Kurzschlußdurchblutung. In: Hammersen F, Gross D (Hrsg) Die arteriovenösen Anastomosen. Anatomie, Physiologie, Pathologie, Klinik. Huber, Stuttgart, S 67–81
Gordon L, Buncke HJ, Alpert BS (1978) Free latissimus dorsi muscle flap with split-thickness skin graft cover: A report of 16 cases. Plast Reconstr Surg 70:173–178
Greenberg BM, May JW (1988) Great toe-to-hand transfer: Role of the preoperative lateral angiogram of the foot. J Hand Surg [Am] 13:411–414
Groenevelt F, Schoorl R (1985) The reversed forearm flap using scarred skin in hand reconstruction. Br J Plast Surg 38:398–402
Grosser O (1902) Über arterio-venöse Anastomosen an den Extremitätenenden beim Menschen und den krallentragenden Säugetieren. Arch Mikro Anat 60:191–216
Guan W-S, Jui YT, Huang W-T, Shi Y-M, Quian YL, Chang TS (1985) Experiences in the clinical use of the medial genicular flap. J Reconstr Microsurg 1:233–240
Guignard R-M, Daverio P, Krupp S (1984) Überlegungen zur Wahl mikrovaskulärer Anastomosen in der rekonstruktiven Chirurgie. Handchirurgie 16:259–263
Hallock GG (1986) Caution in using the Chinese radial forearm flap. Plast Reconstr Surg 77:164–165
Hallock GG (1988) Refinement of the radial forearm flap donor site using skin expansion. Plast Reconstr Surg 81:21–25
Hallock GG (1989) The radial forearm donor site: A locus minoris resistentiae. Plast Reconstr Surg 83:579
Hallock GG, Crice D, Keblish PE, Arangio GA (1988) Restoration of the foot using the radial forearm flap. Ann Plast Surg 20:14–25
Hamilton RB, Morrison WA (1982) The scapular free flap. Br J Plast Surg 35:2–7
Hammersen F (1968) Zur Ultrastruktur der arterio-venösen Anastomosen. In: Hammersen F, Gross D (Hrsg) Die arteriovenösen Anastomosen. Anatomie, Physiologie, Pathologie, Klinik. Huber, Stuttgart, S 24–37
Hammersen F (1976) Vorkommen, Struktur und Funktion echter arterio-venöser Anastomosen beim Menschen. Zugleich ein Beitrag zum Begriff der sog. Kurzschlußdurchblutung. In: Vollmar FF, Nobbe FP (Hrsg) Arterio-venöse Fisteln – dilatierende Arteriopathien (Aneurysmen). Thieme, Stuttgart, S 1–18
Hammersen F, Staubesand J (1961) Über die Stromwege in der Nierenkapsel von Mensch und Hund; zugleich ein Beitrag zum Begriff der arteriovenösen Anastomosen. Angioarchitektonische Studien an der Niere. III. Mitt Z Anat Entwickl-Gesch 122:363–381
Harashina T, Sawada Y, Watanabe S (1977) The relationship between venous occlusion time in island flaps and flap survival. Plast Reconstr Surg 60:92–95
Harii K, Ohmori S (1973) Use of the gastroepiploic vessels as recipient or donor vessels in the free transfer of composite flaps by microvascular anastomoses. Plast Reconstr Surg 52:541–548
Harii K, Ohmori K, (1975) Direct transfer of large free groin skin flaps to the lower extremity using microvascular anastomoses. Chir Plast 3:1–14
Harii K, Ohmori K, Ohmori S (1974a) Successful clinical transfer of ten free flaps by microvascular anastomoses. Plast Reconstr Surg 53:259–270
Harii K, Ohmori K, Ohmori S (1974b) Free deltopectoral skin flaps. Br J Plast Surg 27:231–239
Harii K, Ohmori K, Torii S (1976) Free gracilis muscle transplantation with microneurovascular anastomoses, for the treatment of facial paralysis. Plast Reconstr Surg 57:133–144
Harii K, Ebihara S, Ono J, Saito H, Terui S, Takato T (1985) Pharyngoesophageal reconstruction using a fabricated forearm free flap. Plast Reconstr Surg 75:463–474

Harrison DH (1986) Reconstruction of the urethra for hypospadiac cripples by microvascular free flap transfers. Br J Plast Surg 39:408–413

Helaly P, Wintsch K, Finger J (1985) Blutegel in der Mikrochirurgie. Chir Praxis 35:119–123

Henderson HP (1983) Avulsion of the scalp treated by microvascular repairs: The use of leeches for postoperative decongestion. Br J Plast Surg 36:235–239

Hentz VR, Pearl RM (1987) Application of free tissue transfers to the foot. J Reconstr Microsurg 3:309–320

Hentz VR, Pearl RM, Kaplan EN (1980) Use of the medial upper arm skin as an arterialized flap. Hand 12:241–247

Hentz VR, Pearl RM, Grossman JA, Wood MB, Cooney WP (1987) The radial forearm flap: A versatile source of composite tissue. Am Plast Surg 19:485–498

Herndl E, Mühlbauer W (1986) Direktverschluß der Hebedefekte des Radialislappens durch Vordehnung der Haut mit einem Haut-Expander. Handchirurgie 18:289–290

Highet WB (1943) Innervation and function of the thenar muscles. Lancet 1:227–230

Highet WB (1954) Grading of motor and sensory recovery in nerve injuries. Her Majesty's Stationery Office, London

Hirai M (1980) Digital blood pressure and arteriographic findings under selective compression of the radial and ulnar arteries. Angiology 31:21–31

Honda T, Nomura S, Yamauchi S, Shimamura K, Yoshimura M (1984) The possible applications of a composite skin and subcutaneous vein graft in the replantation of amputated digits. Br J Plast Surg 37:607–612

Hovius S-E, Sluimers J-E, Van-Adrichem L-N, Vaandrager J-M, Wijthoff S-J, Van der Meulen JC (1988) The radial forearm flap. Neth J Surg 40:69–75

Hülse R, Habighorst LV, Buchwald W (1971) Thermographie und Angiographie bei arteriellen und venösen Verschlußkrankheiten. Röntgenforschung 115:147–155

Husum B, Palm T (1978) Arterial dominance in the hand. Br J Anaesth 50:913–916

Hutchison J, Tough JS, Wyburn GM (1950) Regeneration of sensation in grafted skin. Br J Plast Surg 2:82–94

Ikuta Y (1975) Autotransplant of omentum to cover large denudation of the scalp. Plast Reconstr Surg 55:490–493

Ikuta Y, Kubo T, Tsuge K (1976) Free muscle transplantation by microsurgical technique to treat severe Volkmann's contracture. Plast Reconstr Surg 58:407–411

Inoue G, Meeda N (1988) Arterialized venous flap coverage for skin defects of the hand or foot. J Reconstr Microsurg 4:259–264

Iwaya T, Harii K, Yamada A (1982) Microvascular free flaps for the treatment of avulsion injuries of the feet in children. J Trauma 22:15–19

Jacobson JH, Suarez EL (1960) Microsurgery in anastomosis of small vessels. Surg Forum 11:243–245

Jaeger K (1986) Präoperative Vorbereitung und Voruntersuchungen beim freien Gewebetransfer zur Unterschenkelrekonstruktion. Chirurg 57:115–117

Jaeger K, Steinau HU, Krönung G (1983) Der freie mikroneurovaskuläre Deltoideus-Lappen. Chirurg 54:387–390

Jones BM, O'Brien CJ (1985) Acute ischaemia of the hand resulting from elevation of a radial forearm flap. Br J Plast Surg 38:396–397

Kaiser E (1986) Anatomische Grundlagen zum freien Gewebetransfer an der unteren Extremität. Latissimus-Lappen, Radialis-Lappen, Dorsalis-pedis-Lappen. Chirurgie 57:118–120

Kamiensky RW, Barnes RW (1976) Critique of the Allen test for continuity of the palmar arch assessed by Doppler ultrasound. Surg Gynecol Obstet 142:861–864

Kao X-S, Kao J-H, Ho C-L, Yang Z-N, Shi H-R (1984) One-stage reconstruction of the penis with free skin flap: Report of three cases. J Reconstr Microsurg 1:149–153

Kaplan EN, Pearl RM (1980) An arterial medial arm flap – vascular anatomy and clinical applications. Ann Plast Surg 4:205–215

Kaplan EN, Buncke HJ, Murray DE (1973) Distant transfer of cutaneous island flaps in humans by microvascular anastomoses. Plast Reconstr Surg 52:301–305

Karkowski J, Buncke HJ (1975) A simplified technique for free transfer of groin flaps, by use of a Doppler probe. Plast Reconstr Surg 55:682–686

Katsaros J, Gilbert D, Russell R (1983) The use of a combined latissimus dorsi-groin flap as a direct flap for reconstruction of the upper extremity. Br J Plast Surg 36:67–71

Katsaros J, Schusterman M, Beppu M, Banis JC, Acland RD (1984) The lateral upper arm flap: anatomy and clinical applications. Ann Plast Surg 12:489–501

Katsaros J, Tan E, Zoltie N (1989) Free flap cover of acute hand injuries. Injury 20:96–97

Katz AM, Birnbaum M, Moylan J (1974) Gangrene of the hand and forearm; a complication of radial artery cannulation. Crit Care Med 2:370–372

Khashaba AA, McGregor IA (1986) Haemodynamics of the radial forearm flap. Br J Plast Surg 39:441–450

Kjartansson J, Dalsgaard C-J (1988) The anatomy and histology of the cranially based dorsal musculo-cutaneous flap of the rat. Scand Plast Reconstr Surg 22:223–227

Kleinert HE, Kasdan ML (1963) Restoration of blood flow in upper extremity injuries. J Trauma 3:461–476

Kleinert JM, Fleming SG, Abel CS, Firrell J (1989) Radial and ulnar artery dominance in normal digits. J Hand Surg [Am] 14:504–508

Komatsu S, Tamai S (1968) Successful replantation of a completely cut-off thumb: Case report. Plast Reconstr Surg 42:374–377

Kraemer BA, Korber KE, Aquino TJ, Engleman A (1988) Use of leeches in plastic and reconstructive surgery: A review. J Reconstr Microsurg 4:381–386

Kredel FE, Evans JP (1933) Recovery of sensation in denervated pedicle and free skin grafts. Arch Neurol Psychiat 29:1203–1221

Lamberty BGH, Cormack GC (1982) The forearm angiotomies. Br J Plast Surg 35:420–429

Lanz T von, Wachsmuth W (1959) Praktische Anatomie; Arm. Springer, Berlin Göttingen Heidelberg

Lealis-Lealis (1707) De partibus semen confic. Leyden (zitiert nach Vastarini-Cresi 1903)

Le Quang C, Bauzet P, Rivierez M, Paiheret JP, Duformentel C (1976) Réparation après exérèse des cancers étendus du cuir chevelu avex envahissement ostéo-dural: intérêt du transplant libre d'épiploon avec micro-anastomoses vasculaires. Ann Chir Plast 21:127–132

Lin S-D, Lai C-S, Chin C-C (1984) Venous drainage in the reverse forearm flap. Plast Reconstr Surg 74:508–512

Lindsay WK, Walker FG, Farmer AW (1963) Traumatic peripheral nerve injuries in children. Results of repair. Plast Reconstr Surg 30:462–468

Lippert H (1984) Variabilität der Hand- und Fußarterien. Handchirurgie 16:254–258

Lister G (1978) Use of an innervated skin graft to provide sensation of the reconstructed heel. Plast Reconstr Surg 62:157–161

Lister G, Scheker L (1988) Emergency free flaps to the upper extremity. J Hand Surg [Am] 13:22–28

Little J, Zylsra P, West J, May J (1973) Circulatory patterns in the normal hand. Br J Surg 60:652–655

Lovie MJ, Duncan GM, Glasson DW (1984) The ulnar artery forearm free flap. Br J Plast Surg 37:486–492

Luckner H (1955) Die Funktion der arteriovenösen Anastomosen. In: Bartelheimer H, Küchenmeister H (Hrsg) Kapillaren und Interstitium; Morphologie, Funktion, Klinik. Thieme, Stuttgart, S 78–90

MacGowan W (1978) Acute ischemia complicating limb trauma. J Bone Joint Surg [Br] 50:472–481

MacLeod AM, Morrison WA, McCann JJ, Thistlethwaite S, Canderkolk CA, Ryan AD (1987) The free radial forearm flap with and without bone for closure of large palatal fistulae. Br J Plast Surg 40:391–395

Man D, Acland RD (1980) The microarterial anatomy of the dorsalis pedis flap and its clinical applications. Plast Reconstr Surg 65:419–423
Manchot C (1889) Die Hautarterien des menschlichen Körpers. Vogel, Leipzig
Mandel M, Dauchot P (1977) Radial artery cannulation in 1000 patients: Precautions and complications. J Hand Surg 2:482–485
Mandl H, Holle J, Freilinger G, Frey M (1980) Posttraumatische Rekonstruktion durch freie Gewebeverpflanzungen mit Mikrogefäßanschluß. Hefte Umfallheilkd 148:586–588
Manktelow R, McKnee N (1978) Free muscle transplantation to provide active finger flexion. J Hand Surg 3:416–426
Mannerfelt L (1962) Evaluation of functional sensation of skin grafts in the hand area. Br J Plast Surg 15:136–154
Märk W (1942) Arterio-venöse Anastomosen in Lippen und Nase der Säugetiere. Z Mikrosk Anat Forsch 52:1
Masquelet AC, Rinaldi S, Mouchet A, Gilbert A (1985) The posterior arm free flap. Plast Reconstr Surg 76:908–913
Mathes SJ, Nahai F (1982) Clinical applications for muscle and musculocutaneous flaps. Mosby, St. Louis Toronto London
Mathes SJ, Vasconez LO (1982) Free flaps (including toe transplantation). In: Green DP (ed) Operative hand surgery. Churchill Livingstone, New York, pp 829-259
Matloub HS, Snager JR, Godina M (1983) The lateral arm flap. A neurosensory free flap. In: Williams HB (ed) Transactions of the VIII International Congress of Plastic Surgery. Montreal, p 125
Matti BA, Matthews N, Davies DM (1988) Phalloplasty using the free radial forearm flap. Br J Plast Surg 41:160–164
Maurer A, Holder L, Espinola D, Rupani H, Wilgis E (1983) Three-phase radionuclide scintigraphy of the hand. Radiology 146:761–775
Maxwell GP, Stueber K, Hoopes JE (1978) A free latissimus dorsi myocutaneous flap. Plast Reconstr Surg 62:462–466
May JW, Chait LA, Cohen BE, O'Brien B McC (1977) Free neurovascular flap from the first web of the foot in hand reconstruction. J Hand Surg 2:387–393
May JW, Chait LA, O'Brien B McC, Hurley JV (1978) The no-reflow phenomenon in experimental free flaps. Plast Reconstr Surg 61:256–267
May JW, Athanasoulis C, Donelan WB (1979) Magnification angiography in clinical free tissue transfer. Plast Reconstr Surg 64:483–490
May JW, Lukash FN jr, Gallico GG (1981) Latissimus dorsi free muscle flap in lower extremity reconstruction. Plast Reconstr Surg 68:603–607
May JW, Halls MJ, Simon SR (1985) Free microvascular muscle flaps with skin grafts reconstruction of extensive defects of the foot: A clinical and gait analysis study. Plast Reconstr Surg 75:627–639
Mayou BJ, Whitby D, Jones BM (1982) The scapular flap – an anatomical and clinical study. Br J Plast Surg 35:8–13
McCarroll HR (1938) The regeneration of sensation in transplanted skin. Ann Surg 148:309–320
McCormack LJ, Cauldwell EW, Anson BJ (1953) Brachial and antebrachial arterial patterns: A study of 750 extremities. Surg Gynecol Obstet 96:43–54
McCraw JB (1975) Principles of application of the compound myocutaneous flap. An Essay, submitted March 1975 to Educational Foundation of the American Society of Plastic and Reconstructive Surgeons
McCraw JB, Arnold PG (1986) Atlas of muscle and musculocutaneous flaps. Hampton, Norfolk, Virginia
McCraw JB, Furlow LT (1975) The dorsalis pedis arterialized flap. Plast Reconstr Surg 55:177–185
McCraw JB, Fishman JH, Sharzer LA (1978) The versatile gastrocnemius myocutaneous flap. Plast Reconstr Surg 62:15–23

McGregor AD (1987) The free radial forearm flap – the management of the secondary defect. Br J Plast Surg 40:83–85
McGregor IA, Jackson IT (1972) The groin flap. Br J Plast Surg 25:3–16
McGregor IA, Morgan G (1973) Axial and random pattern flaps. Br J Plast Surg 26:202–213
McKnee NH, Clarke HM, Manktelow RT (1981) Survival following vascular compromise in island skin flaps. Plast Reconstr Surg 67:200–204
McLean DM, Buncke H (1972) Autotransplant of the omentum to a large scalp defect with microsurgical revascularization. Plast Reconstr Surg 49:268–274
Meyer VE (1983a) Freie mikrochirurgische Gewebetransplantationen der Unfall- und Wiederherstellungschirurgie. Chirurg 54:366–373
Meyer VE (1983b) Transplantation einer Fibula mit mikrovaskulären Anastomosen zur Überbrückung eines 9 cm langen Tibia-Defekts (Ein Fallbericht). Handchirurgie 15 [Suppl]:64–68
Millesi H, Piza-Katzer H (1978) Freie Transplantation einer Fibula mit Epiphyse. Handchirurgie 10:115–119
Milton SH (1970) Pedicled skin flaps – the fallacy of the length/width ratio. Br J Plast Surg 57:502–508
Minami A, Usui M, Katoh H, Ishii S (1984) Thumb reconstruction by free sensory flaps from the foot using microsurgical techniques. J Hand Surg [Br] 9:239–244
Morris GC, Beall AC, Root WR, De Bakey ME (1960) Surgical experience with 220 acute arterial injuries in civilian practice. Am J Surg 99:775–781
Morrison WA, O'Brien B McC, MacLeod AM, Gilbert A (1978a) Neurovascular free flaps from the foot for innervation of the hand. J Hand Surg 3:235–242
Morrison WA, O'Brien B McC, Hamilton RB (1978b) Neurovascular free foot flap in reconstruction of the mutilated hand. Clin Plast Surg 5:265–272
Mühlbauer W, Herndl E, Stock W (1982) The forearm flap. Plast Reconstr Surg 70:336–342
Nakajima T (1978) How soon do venous drainage channels develop at the periphery of a free flap? A study in rats. Br J Plast Surg 31:300–308
Nakayama Y (1984) The importance of arterial inflow for flap survival: An experimental investigation. J Jpn Plast Reconstr Surg 4:277–283
Nakayama Y, Soeda S, Kasai Y (1981) Flaps nourished by arterial inflow through the venous system: An experimental investigation. Plast Reconstr Surg 67:328–334
Nakayama Y, Soeda S, Kasai Y (1982) The importance of arterial inflow in the distal side of a flap: An experimental investigation. Plast Reconstr Surg 69:61–67
Napier JR (1952) The return of pain sensibility in full thickness skin grafts. Brain 75:147–166
Nassif TM, Vidal L, Bovet JL, Baudet J (1982) The parascapular flap: A new cutaneous microsurgical free flap. Plast Reconstr Surg 69:591–600
Neale HW, Stern PJ, Kreilein JG, Gregory RO, Webster KL (1983) Complications of muscle- flap transposition for traumatic defects of the leg. Plast Reconstr Surg 72:512–515
Nicoladoni C (1900) Weitere Erfahrungen über Daumenplastik. Arch Klin Chir 69:695–703
Noever G, Brüser P, Köhler L (1986) Reconstruction of heel and sole defects by free flaps. Plast Reconstr Surg 78:345–350
O'Brien B McC, Morrison WA (1987) Reconstructive microsurgery. Churchill Livingstone, Edinburgh
O'Brien B McC, Shanmugan N (1973) Experimental transfer of composite free flaps with microvascular anastomoses. Aust N Z J Surg 43:285–288
O'Brien B McC, MacLeod AM, Hayhurst JW, Morrison WA (1973) Successful transfer of a large island flap from the groin to the foot by microvascular anastomoses. Plast Reconstr Surg 52:271–278
O'Brien B McC, MacLeod AM, Morrison WA (1977) Microvascular free flap transfer. Orthop Clin 8:349–365
Ohmori K, Harii K (1975) Free groin skin flap. Br J Plast Surg 28:225–237
Ohmori K, Harii K (1976) Free dorsalis pedis sensory flap to the hand with microvascular anastomoses. Plast Reconstr Surg 58:546–554

Olds RJ, Olds JR (1984) Farbatlas der Anatomie der Ratte – Sektionsanleitung. Schober [Engl: (1979) A colour atlas of the rat – dissection guide. Wolfe]

Olivari N (1976) The latissimus dorsi flap. Br J Plast Surg 29:126–128

Östrup T, Fredrickson JM (1974) Distant transfer of a free living bone graft by vascular anastomoses. An experimental study. Plast Reconstr Surg 54:274–285

Partecke B-D (1983) Der freie Unterarmlappen zur Defektdeckung an der unteren Extremität bei Osteitis und zur gleichzeitigen Gefäßwiederherstellung einer geschädigten peripheren Gefäßstrombahn. Vortrag 7. Jahrestagung der Deutschsprachigen Arbeitsgemeinschaft für Mikrochirurgie der peripheren Nerven und Gefäße, München

Partecke B-D (Hrsg) (1987a) Der proximale Unterarmlappen, ein modifizierter Radialislappen unter Schonung der A. radialis für kleinere Defekte an der Hand bei der Primärversorgung. In: Der Weichteilschaden an der Hand – Die Rekonstruktion des Hautmantels. Hippokrates, Stuttgart, S 77–78

Partecke B-D (Hrsg) (1987b) Defekte in der Hohlhand und am Handrücken. In: Der Weichteilschaden an der Hand – Die Rekonstruktion des Hautmantels. Hippokrates, Stuttgart, S 107–121

Partecke B-D (Hrsg) (1987b) Defekte in der Hohlhand und am Handrücken. In: Der Weichteilschaden an der Hand – Die Rekonstruktion des Hautmantels. Hippokrates, Stuttgart, S 107–121

Partecke B-D (1988) Die Anwendung des Unterarmlappens bei Defekten an der oberen Extremität. Vortrag 6. Ludwigshafener Symposium, April 1988

Partecke B-D, Buck-Gramcko D (1983) Der Unterarmlappen als Insellappen oder freier neurovaskulärer Lappen. Handchirurgie 15 [Suppl]:52–56

Partecke B-D, Buck-Gramcko D (1984a) Der freie Unterarmlappen als Möglichkeit zur gleichzeitigen Wiederherstellung einer geschädigten peripheren Gefäßstrombahn und der Hautbedeckung. Handchirurgie 16:3–6

Partecke B-D, Buck-Gramcko D (1984b) Free forearm flap for reconstruction of soft tissue defects concurrent with improved peripheral circulation. J Reconstr Microsurg 1:1–6

Partecke B-D, Buck-Gramcko D (1984c) Deckung von Gewebsdefekten an den unteren Extremitäten durch frei übertragene Haut- bzw. Hautmuskellappen und Insellappen. Handchirurgie 16:11–14

Partecke B-D, Buck-Gramcko D (1985) Deckung von Defekten am Fuß durch einen frei übertragenen Saphenuslappen und dabei aufgetretene Komplikationen. Handchirurgie 17:286–289

Partecke B-D, Fischer C, Buck-Gramcko D (1985) Antithrombin III – ein wichtiger Faktor bei langdauernden mikrovaskulären Operationen. Handchirurgie 17:81–85

Partecke B-D, Buck-Gramcko D, Pachucki A (1986) Die Verwendung des Unterarmfaszienlappens bei Weichteildefekten an den Extremitäten. Handchirurgie 18:353–355

Partecke B-D, Schmidt HGK (1987) Mikrovaskulär übertragene Knochensegmente mit und ohne Weichteilmantel. Hefte Unfallheilkd 185:270–278

Patzelt V (1943) Über arterio-venöse Anastomosen in der Nase, Oberlippe und Zunge des Menschen. Z Mikrosk Anat Forsch 54:207–218

Pernet A, Villano J (1984) Thermography as a preoperative and follow-up method for surgery of the hand. Int Surg 69:171–173

Phelan JT, Botham RJ, Young WP, Schmidt ER (1958) The effect of suture material in determining the patency of small artery grafts. Surgery 43:969–973

Pho RWH (1979) Free vascularized fibular transplant for replacement of the lower radius. J Bone Joint Surg [Br] 61:362–365

Pho RWH (1981) Malignant giant-cell tumor of the distal end of the radius treated by a free vascularized fibular transplant. J Bone Joint Surg [Am] 63:877–884

Piiper J, Schoebel W (1954) Untersuchungen über die Durchblutung der arteriovenösen Anastomosen in der hinteren Extremität des Hundes mit Hilfe von Kugeln verschiedener Größe. Pflügers Arch Ges Physiol 258:489–500

Piza-Katzer H, Weinstabl R (1987) Zur venösen Stromumkehr im distal gestielten Radialis-Insellappen (Anatomische Untersuchung). Handchirurgie 19:181–185

Poisel S (1983) Deskriptive Anatomie. In: Nigst H, Buck-Gramcko D, Millesi H (Hrsg) Handchirurgie, B I. Thieme, Stuttgart New York, S 1.31–1.35
Puckett CL, Hurvitz JS, Metzler MH, Silver D (1979) Bone formation by revascularized periosteal and bone grafts, compared with traditional grafts. Plast Reconstr Surg 64:361–365
Rautio J, Asko-Seljavaara S, Härma M, Sundell B (1989) Fußrekonstruktion mit freien Lappen. Handchirurgie 21:227–234
Reid CD, Moss ALH (1983) One-staged flap repair with vascularised tendon grafts in a dorsal hand injury using the "Chinese" forearm flap. Br J Plast Surg 36:473–499
Reith HB, Böddeker W, Edelmann M, Mackowski M, Pelzer CH, Kozuschek W (1988) Perioperatives Management bei freien Latissimus-dorsi-Transplantaten am Unterschenkel. Chir Praxis 39:149–156
Reyes FA, Burkhalter WE (1988) The fascial radial flap. J Hand Surg [Am] 13:432–437
Ricbourg B, Lanan JB (1978) Vasculature of the skin. Skin defect surgery. Edition Techniques SA, Paris (Modern Technics in Surgery. Up to Date Service 1 1978)
Rigg BM (1975) Transfer of a free groin flap to the heel by microvascular anastomoses. Plast Reconstr Surg 55:36–40
Robinson DW (1976) Microsurgical transfer of the dorsalis pedis neurovascular island flap. Br J Plast Surg 29:209–213
Rudigier J, Walde HJ, Grönninger J, Wendling P (1980) Beurteilung und Behandlung postoperativer Komplikationen nach mikrochirurgischen Replantationen. Chir Praxis 27:691–709
Ryan JF, Raines J, Dalton BC, Mathieu A (1983) Arterial dynamics of radial artery cannulation. Anesth Analg 52:1017–1025
Sagi A, Ferder M, Yu HL, Strauch B (1986) The rat groin flap: Can it survive on the epigastric nerve blood supply alone? J Reconstr Microsurg 2:163–164
Samaan HA (1971) The hazards of radial artery pressure monitoring. J Cardiovasc Surg 12:342–347
Sanders R, O'Neil T (1981) The gastrocnemius myocutaneous flap used as cover for the exposed knee prosthesis. J Bone Joint Surg [Br] 63:383–386
Satoh K, Le-Danvic M, Grosliere D, Petoin DS, Servant JM (1988) Méchanisme du retour veineux du lambeau antibrachial en ilot à pedicule distal. Ann Chir Plast Esthet 33:215–222
Schmidt HGK, Partecke B-D (1984) Die Behandlung chronischer Knocheninfektionen mit ausgedehntem Haut-/Weichteildefekt unter Verwendung frei übertragener Lappen mit mikrovaskulären Anastomosen. Hefte Unfallheilkd 87:416–424
Schneider W, Schaller E, Mailänder P (1985) Experimentelle Mikrochirurgie. Die Reaktion des Femur- und Rippenperiosts vom Kaninchen nach Knochenresektion oder freier Transplantation. Vortrag 8. Arbeitstagung der Deutschsprachigen Arbeitsgemeinschaft für Mikrochirurgie der peripheren Nerven und Gefäße, Wien 1985
Schusterman M, Katsaros SJ, Beppu M, Banis JC, Acland RD (1983) The lateral arm flap, an experimental and clinical study. In: Williams HB (ed) Transactions of the VIII International Congress of Plastic Surgery. Montreal, p 131
Schwartz WM, Banis JC, Newton ED, Ramasastry SS, Jones NF, Acland RD (1986) The osteocutaneous scapular flap for mandibular and nasillary reconstruction. Plast Reconstr Surg 77:530–545
Serafin D, Villarreal-Rios A, Georgiade N (1976) Fourteen free groin flap transfers. Plast Reconstr Surg 57:707–715
Serafin D, Villarreal-Rios A, Georgiade NG (1977a) A rib-containing free flap to reconstruct mandibular defects. Br J Plast Surg 30:263–266
Serafin D, Shearin JC, Georgiade NG (1977b) The vascularization of free flaps. A clinical and experimental correlation. Plast Reconstr Surg 60:233–241
Shaw RS (1959) Reconstructive arterial surgery in upper-extremity injuries. J Bone Joint Surg [Am] 41:665–673
Shaw W (1984) Microvascular free flaps: Survey. In: Buncke H, Furnas D (eds) Symposium on clinical frontiers in reconstructive microsurgery. Mosby, St. Louis, pp 3–10

Shumacker HB, Lowenberg RI (1948) Experimental studies in vascular repair. A comparison of reliability of various methods of end-to-end arterial sutures. Surgery 24:79–89

Small JO, Millar R (1985) The radial artery forearm flap: An anomaly of the radial artery. Br J Plast Surg 38:501–503

Smith JW (1967) Microsurgery and vasa vasorum. In: Donaghy RMP, Yasargil MG (eds) Microvascular surgery. Thieme & Mosby, St. Louis, pp 57–62

Smith PJ (1973) The vascular basis of axial pattern flaps. Br J Plast Surg 26:150–157

Smith PJ (1978) The importance of venous drainage in axial pattern flaps. Br J Plast Surg 31:233–237

Smith PJ, Foley B, McGregor IA, Jackson IT (1972) The anatomical basis of the groin flap. Plast Reconstr Surg 49:41–47

Song RY, Song YG, Yu YS, Song YL (1982) The upper arm free flap. Chin Plast Surg 9:27–32

Song YG, Chen GZ, Song YL (1984) The free thigh flap: A new flap concept based on the septocutaneous artery. Br J Plast Surg 37:149–159

Soutar D, Scheker D, Tanner N, McGregor I (1983) The radial forearm flap: A versatile method for intraoral reconstruction. Br J Plast Surg 36:1–8

Soutar DS, Tanner NSB (1984) The radial forearm flap in the management of soft tissue injuries of the hand. Br J Plast Surg 37:18–26

Souttar HS (1945) Nerve injuries in children. Br Med J 2:349–250

Spalteholz W (1893) Die Verteilung der Blutgefäße in der Haut. Arch Anat (D) 1–54

Spira M (1981) Discussion to: Vascular implantation into skin-flap: Experimental study and clinical application: A preliminary report. Plast Reconstr Surg 68:410

Staubesand J (1955) Zur Morphologie der arteriovenösen Anastomosen. In: Barthelheimer H, Küchenmeister W (Hrsg) Kapillaren und Interstitium. Thieme, Stuttgart, S 18–28

Staubesand J (1968) Zur Orthologie der arteriovenösen Anastomosen. In: Hammersen F, Gross G (Hrsg) Die arterio-venösen Anastomosen. Huber, Bonn Stuttgart, S 11–23

Staubesand J, Hammersen F (1956) Zur Problematik des Nachweises arteriovenöser Anastomosen im Injektionspräparat. Z Anat Entwickl Gesch 119:365–370

Steffens K, Grübmeyer H, Eren S (1987) Alleinige Doppler-Sonographie zur präoperativen Planung freier Lappentransplantationen. Handchirurgie 19:284–287

Steinau HU (1986) Der mikrovaskuläre Latissimus-dorsi-Transfer. Chirurg 57:126–133

Stock W, Biemer E (1984) Sofortdeckung von Weichteildefekten an der Hand durch den neurovaskulären Unterarmlappen. Hefte Unfallheilkd 164:576–578

Stock W, Wolf K (1986) Der Radialis-Lappen. Klinische Anwendung einschließlich Versorgung des Hebedefektes. Chirurg 57:134–136

Stock W, Mühlbauer W, Biemer E (1981) Der neurovaskuläre Unterarm-Insel-Lappen. Plast Chir 5:158–165

Stock W, Mühlbauer W, Biemer E (1983) Stromumkehr bei Unterarmlappen. Handchirurgie 15:45–48

Stranc MF, Labandter H, Roy A (1975) A review of 196 tubed pedicles. Br J Plast Surg 28:54–58

Strauch B, Murray DE (1967) Transfer of composite graft with immediate suture anastomosis of its vascular pedicle measuring less than 1 mm in external diameter using microsurgical techniques. Plast Reconstr Surg 40:325–329

Strauch B, Tsur H (1978) Restoration of sensation to the hand by a free neurovascular flap from the first web space of the foot. Plast Reconstr Surg 62:361–367

Sucquet JP (1862) D'une circulation dérivative dans les membres et dans la tête chez l'homme. Delahaye, Paris

Takai H, Takahashi S, Ando M (1983) Use of the dorsalis pedis free flap for reconstruction of the hand. Hand 15:173–178

Takato T, Harii K, Nakatsuka T, Ueda K, Ootake T (1986) Vascularized periosteal grafts: An experimental study using two different forms of tibial periosteum in rabbits. Plast Reconstr Surg 78:489–497

Takato T, Harii K, Nakatsuka T (1988) Osteogenic capacity of vascularised periosteum: Experimental study using rib periosteum in rabbits. Br J Plast Surg 41:528–532

Tamai S, Fukui A, Shimizu T, Yamaguchi T (1983) Thumb reconstruction with an iliac bone graft and a dorsalis pedis flap transplantat including the extensor digitorum brevis muscle for restoration opposition in a case report. Microsurgery 4:81–86

Taylor GI (1977) Microvascular free bone transfer. A clinical technique. Orthop Clin North Am 8:425–447

Taylor GI, Miller GDH, Ham JF (1975) The free vascularized bone graft. A clinical extension of microvascular techniques. Plast Reconstr Surg 55:533–544

Thomson A (1984) Notes on two instances of abnormality in the course and distribution of the radial artery. J Anat Physiol 18:265–269

Tiedemann I, Partecke B-D (1987) Freie Faszienlappen mit mikrovaskulären Anastomosen zur Deckung ausgewählter Weichteildefekte an den Extremitäten. Schriftreihe Unfallmedizinische Tagungen der gewerblichen Berufsgenossenschaften 59:61–64

Timmons MJ (1984) William Harvey revisited: Reverse flow through the valves of forearm veins. Lancet 18:394–395

Timmons MJ (1985) Landmarks in the anatomical study of the blood supply of the skin. Br J Plast Surg 38:197–207

Timmons MJ (1986) The vascular basis of the radial forearm flap. Plast Reconstr Surg 77:80–92

Timmons MJ, Missotten FEM, Poole MD, Davies DM (1986) Complications of radial forearm flap donor sites. Br J Plast Surg 39:176–178

Tischendorf F, Curri SB (1956) Experimentelle Untersuchungen zur Histologie und Pathologie der arterio-venösen Anastomosen (nach Lebendbeobachtungen am Kaninchenohr). II. Mitteilung: Morphologische und mikrooszillographische Analyse des Öffnungs- und Schließungsmechanismus. Z Mikroskop Anat Forsch 62:326–347

Torii S, Namiki Y, Mori R (1987) Reverse-flow island flap: Clinical report and venous drainage. Plast Reconstr Surg 79:600–609

Tsai TM, Matiko JD, Breidenbach W, Kutz JE (1987) Venous flaps in digital revascularization and replantation. J Reconstr Microsurg 3:113–119

Tsai TM, Breidenbach WC, Matsushita K (1988a) Invited discussion: Arterialized venous flap coverage for skin defects of the hand or foot. J Reconstr Microsurg 4:265–266

Tsai TM, Bennett DL, Pederson WC, Matiko J (1988b) Complications and vascular salvage of free-tissue transfers to the extremities. Plast Reconstr Surg 82:1022–1026

Tsur H, Daniller A, Strauch B (1980) Neovascularization of skin flaps: Route and timing. Plast Reconstr Surg 66:85–93

Urbaniak JR, Koman LA, Goldner RD, Armstrong NB, Nunley JA (1982) The vascularized cutaneous scapular flap. Plast Reconstr Surg 69:772–778

Urschel HG, Roth EJ (1961) Small arterial anastomoses: Nonsuture. Ann Surg 153:599–616

Vastarini-Cresi G (1903) Le anastomosi arterio-venose nell' uomo e nei mammiferi: studio anatomo istologico. Sangiovanni, Napoli

Velander E (1964) Vascular changes in tubed pedicles. Acta Chir Scand [Suppl] 322

Voukidis T (1982) An axial-pattern flap based on the arterialized venous network: An experimental study in rats. Br J Plast Surg 35:524–529

Walker N, Schreiber A, Zumstein B (1980) Überbrückung großer Knochendefekte mit Knochentransplantaten mit mikrochirurgischer Gefäßplastik. Z Unfallmed 73:161–163

Walton RL, Matory WE, Petry JJ (1985) The posterior calf fascial free flap. Plast Reconstr Surg 76:914–926

Watari SYI, Adachi N, Murase M, Tsuge K (1978) Vascular pedicle fibular transplantation as treatment for bone tumors. Clin Orthop 133:158–164

Watzka M (1936) Über Gefäßsperren in arterio-venösen Anastomosen. Z Mikrosk Anat Forsch 39:521–544

Webster MHC, Soutar DS (1986) Practical guide to free tissue transfer. Butterworth, London

Weiland AJ (1981) Current concepts review: vascularized free bone transplants. J Bone Joint Surg [Am] 63:166–169

Weiland AJ, Daniel RK (1979) Microvascular anastomoses for bone grafts in the treatment of massive defects in bone. J Bone Joint Surg [Am] 61:98–104

Weiland AJ, Kleinert HE, Kutz JE, Daniel RK (1979) Free vascularized bone grafts in surgery of the upper extremity. J Hand Surg 4:129–144

Westin ML, Heden PG (1988) Autocannibalization of surviving and necrotic rat groin flaps. J Reconstr Microsurg 4:233–234

Wood MB, Cooney WP (1984) Vascularized bone segment transfer for management of chronic osteomyelitis. Orthop Clin North Am 15:461–472

Xavier TS, Lamb DW (1974) The forearm as donor site for split skin grafts. Hand 6:243–246

Yang G, Chen B, Gao Y, Lin X, Li J, Siang S, He S (1981) Forearm free skin flap transplantation. Natl Med J China 61:139–145

Yao ST (1981) Vascular implantation into skin flap: Experimental study and clinical application: A preliminary report. Plast Reconstr Surg 68:404–409

Yaremchuk MJ, Bartlett SP, Sedacca T, May JW (1981) The effect of preoperative angiography on experimental free flap survival. Plast Reconstr Surg 68:201–207

Yu, HL, Sagi A, Gordon MJV, Ferder M, Strauch B (1986) Autocannibalization of sensate and denervated rat groin flaps. J Reconstr Microsurg 3:27–28

Ziperman HH (1954) Acute arterial injuries in the Korean War. A statistical study. Ann Surg 139:1–8

Zoltie N (1988) Forearm split-skin donor sites: Are they cosmetically acceptable? Am Plast Surg 21:11–13

Zuker RM, Manktelow RT (1986) The dorsalis pedis free flap: Techniques of elevation, foot closure and flap application. Plast Reconstr Surg 77:93–104

Sachverzeichnis

Allentest 77, 150, 151
Altersverteilung 71–72
Anästhesie 29
Aneurysma 117
Angiographie 76–78, 136
Anoxämiezeit 97–98, 135
Antibiotikum 110
Antithrombin-III-Faktor 78, 92, 110
Arterien 5
– kutane 5, 7–8
– muskulokutane 5, 7–8
Arterieninterponat 93
arteriovenöse Anastomosen 25–27, 55–59, 141–145, 154–155
– Darstellung
– – elektronenmikroskopisch 58, 142–143, 155
– – Injektion 55–56
– – lichtmikroskopisch 56–57, 142–143, 155
– Funktionsweise 59–62
Asensibilität, s. Lappensensibilität

Behandlungsdauer 118–119, 137
Belastungszone 137
Blutdruckmessung 31–32, 62–69, 109–111
Blutleere 94–95, 97, 103, 151
Blutsperre s. Blutleere

Desinfektion 29
Doppleruntersuchung 77
Durchstromlappen 8–11, 25, 28, 32–39, 42–49, 52–55, 59–67, 79, 98, 140–143, 154–155
Druckmessung 31–32, 62–69, 109–111

Einheilung 146–147
Empfängervenen 94–95
Endstromlappen 8, 13, 39–42, 49–55, 59–67, 79, 98, 140–143, 154–155
Entfettung 116
Expander s. Hautexpander

Faszienlappen 138–139
Fibrinkleber 103, 105
Folgeoperationen 118

Funktion 126–127, 139, 153

Gefäßanastomose, s. Gefäßnaht
Gefäßnaht 2, 70 , 85–94, 98–99 , 101, 103, 107, 113, 135
Geschlechtsverteilung 72

Hämatom 113, 115, 118, 146–147
Handverletzungen 100
Hautexpander 146, 155
Hauttransplantate 100, 104–105, 112, 115–116, 135, 148, 153
Hohlhandbogen 77, 150–151
Hypersensibilität, s. Lappensensibilität
Hyposensibilität, s. Lappensensibilität

Ischämie 150

Kälteempfindlichkeit 126–127, 149, 152
Kinking 101, 103, 136
Kompressionsbandage 109
Kosmetik
– Hebungsort 120–125, 148–150, 153
– Lappen 120–125, 148–150, 153
Kraft 126–127, 149, 153
Kunsthaut 6–7, 24, 79, 115

Lappen
– freie Lappen 3, 71
– – Axillarlappen 4
– – Deltoideuslappen 4, 8
– – Dorsalis pedis-Lappen 4
– – Leistenlappen 3–4, 8, 70, 149
– – laterale Oberarmlappen 4
– – Oberschenkellappen 4–5
– – Omentum majum 3
– – Paraskapulalappen 4
– – Radialis-Unterarm-Lappen 5, 8, 71–72
– – Saphenuslappen 8, 28, 139–140, 154–155
– – Skapulalappen 4, 149
– – Ulnaris-Unterarm-Lappen 5, 8
– – Zwischenzehenlappen 5
– lokale Verschiebelappen 2–3, 100
– myokutane Lappen 5

– – Gastroknemiuslappen 139
– – Latissimus-dorsi-Lappen 5, 8, 139, 149
– – Pectoralis-major-Lappen 3–5, 8
– – Tensor-fascia-latae-Lappen 5, 149
– Nah- und Fernlappen 3
– Osteokutane Lappen 5, 138, 149
– Rundstiellappen 3
Lappendehiszenz 113–114
Lappengröße 84
Lappenhebung 79–84
Lappennekrosen 113–114, 146
Lappensensibilität 127–130, 148–149
Lappenverlust 134–136, 146–147

Mobilisierung 110

Nachuntersuchung 120–136
Narbenkorrektur 116, 139
Nervennaht 99–100, 127–130, 138

Oberarmgips 106, 108, 150
Operationszeit 107–108

Phlebographie 78
Pigmentierung 121–123, 150
PMMA-Kette 6–7, 79, 100, 118

Replantation 2
Resensibilität s. Lappensensibilität

Saphenuslappen
– arterieller Durchstromlappen 32–39
– Endstromlappen 39–42, 49–52
– Hebung 30–31, 42–49, 52–53, 59–62
Schutzsensibilität s. Lappensensibilität

Sehnennekrose 153
Sekundärnaht 113, 115
Sequestrektomie 6–7, 22–24, 76, 100, 118
Spendergefäße 93
Stromumkehr 144–146
Syndaktylie 116

Thermographie 15–16, 131–134, 152
Thrombose 101, 104, 107, 109–110,
    113–115, 130–133, 135, 139, 147, 152
Tierhaltung 29
Torquierung 101, 103, 107, 136

Unterarmlappen s. a. Lappen: Radialis-
    Unterarmlappen
– Anatomie 9–11
– Anwendung 9, 11 ff.
– Faszien 85
– Hebungsdefekt 12
– Insellappen 11–12
– Kutan 85
– Osteokutan 85
– Periost 85

Veneninterponat 93, 96, 101–107, 113, 115,
    130–133, 135–136, 150–152
Versuchstiere 29
Vorbehandlung 72–74
Voroperation 74

Weichteilschaden
– Beschaffenheit 74–75
– Lokalisation
Wundrandheilstörung 112, 114–115, 117,
    147

Hefte zur Unfallheilkunde

Beihefte zur Zeitschrift „Der Unfallchirurg". Herausgeber: J. Rehn, L. Schweiberer, H. Tscherne

---

Heft 226: **H. Breitfuß, G. Muhr**
Kronenfortsatzbrüche und Ellbogenstabilität
Eine biomechanische und klinische Studie
1992. XVI, 79 S. 41 Abb. Brosch. DM 64,-
ISBN 3-540-55607-9

Heft 225: **M. Richter-Turtur, L. Schweiberer, E. Wiedemann** (Hrsg.)
Verletzungen der Wirbelsäule
VIII. Münchner Innenstadt-Symposium, 15.–16. September 1989
1992. X, 136 S. 73 Abb. 12 Tab. Brosch. DM 86,-
ISBN 3-540-55484-X

Heft 224: **E. Scola**
Stumpfe Arterienverletzungen
Biomechanik und Pathophysiologie
1992. X, 100 S. 67 Abb. 17 Tab. Brosch. DM 86,-
ISBN 3-540-55367-3

Heft 223: **W. Buchinger** (Hrsg.)
Das Thoraxtrauma
25. Jahrestagung der Österreichischen Gesellschaft für Unfallchirurgie, 5.–7. Oktober 1989, Salzburg
1992. XXVI, 468 S. 201 Abb. 136 Tab.
Brosch. DM 148,- ISBN 3-540-55068-2

Heft 222: **P. Habermeyer, L. Schweiberer** (Hrsg.)
Standortbestimmung der konservativen Knochenbruchbehandlung des Erwachsenen
IX. Münchener Innenstadt-Symposium, 11.–13. Oktober 1990
1992. XIV, 236 S. 120 Abb. 38 Tab.
Brosch. DM 156,- ISBN 3-540-55097-6

Heft 221: **H. Kiefer, L. Dürselen, L. Claes**
Experimentelle Untersuchungen zur Biomechanik des Kniebandapparats
1992. XII, 110 S. 67 Abb. 2 Tab.
Brosch. DM 68,- ISBN 3-540-54952-8

Heft 220:
54. Jahrestagung
*der Deutschen Gesellschaft für Unfallheilkunde e.V.
28. November–1. Dezember 1990, Berlin*
Präsident: A. Pannike
Zusammengestellt von K.-E. Rehm
1992. LIV, 750 S. 44 Abb. Brosch. DM 148,-
ISBN 3-540-54294-9

Heft 219: Vergriffen

Heft 218: **C. Braun, A. Olinger** (Hrsg.)
Mikrochirurgische Rekonstruktion nach Trauma
1992. VIII, 172 S. 96 Abb. 47 Tab. Brosch. DM 128,-
ISBN 3-540-54657-X

Heft 217: Vergriffen

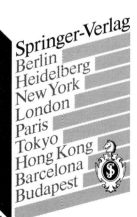

Springer-Verlag
Berlin
Heidelberg
New York
London
Paris
Tokyo
Hong Kong
Barcelona
Budapest

Hefte zur
Unfallheilkunde

Beihefte zur Zeitschrift „Der Unfallchirurg". Herausgeber: J. Rehn, L. Schweiberer, H. Tscherne

---

Heft 216: **A. H. Huggler, E. H. Kuner** (Hrsg.)
Aktueller Stand beim Knochenersatz
Unter Mitarbeit von H. Bereiter und W. Schlickewei
1991. X, 159 S. 95 Abb. 9 Tab. Brosch. DM 98,–
ISBN 3-540-54104-7

Heft 215: **D. C. Nast-Kolb, M. Jochum, C. Waydhas, L. Schweiberer**
Die klinische Wertigkeit biochemischer Faktoren beim Polytrauma
1991. XIII, 162 S. 59 Abb. 58 Tab.
Brosch. DM 78,– ISBN 3-540-53826-7

Heft 214: **G. Schwetlick**
Hüftkopfnekrose und gefäßgestielter Beckenspan
Studie zu Angiographie und Vaskularisation
1991. XII, 110 S. 56 Abb. 8 Tab. Brosch. DM 78,–
ISBN 3-540-53806-2

Heft 213: **J. M. Rueger**
Knochenersatzmittel
1992. XIV, 301 S. 190 z. Tl. farb. Abb.
Brosch. DM 198,–
ISBN 3-540-53939-5

Heft 212: Vergriffen.

Heft 211: **W. Hager** (Hrsg.)
Weichteilschäden bei Extremitätenfrakturen
24. Jahrestagung der Österreichischen Gesellschaft für Unfallchirurgie, 6.–8. Oktober 1988, Gmunden
Kongreßbericht im Auftrage des Vorstandes zusammengestellt von W. Hager
1990. XVIII, 275 S. 52 Abb. 120 Tab.
Brosch. DM 148,– ISBN 3-540-52742-7

Heft 210: **J. R. Izbicki**
Die Sepsis bei Splenektomie
Tierexperimentelle Befunde zum Milzerhalt und zur Immunaktivierung
1991. XI, 102 S. 52 Abb. 15 Tab.
Brosch. DM 78,– ISBN 3-540-53180-7

Heft 209: **H. Schmelzeisen**
Der Bohrvorgang in der Kortikalis
Mechanik · Thermometrie · Morphologie
1990. XII, 102 S. 49 Abb. 11 Tab. Brosch. DM 98,–
ISBN 3-540-52514-9

Heft 208: **M. Forgon, G. Zadravecz**
Die Kalkaneusfraktur
1990. VIII, 104 S. 95 Abb. 11 Tab. Brosch. DM 96,–
ISBN 3-540-51793-6

Preisänderungen vorbehalten

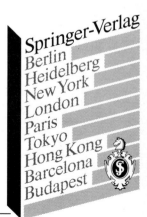

Springer-Verlag
Berlin
Heidelberg
New York
London
Paris
Tokyo
Hong Kong
Barcelona
Budapest

Springer-Verlag und Umwelt

Als internationaler wissenschaftlicher Verlag sind wir uns unserer besonderen Verpflichtung der Umwelt gegenüber bewußt und beziehen umweltorientierte Grundsätze in Unternehmensentscheidungen mit ein.

Von unseren Geschäftspartnern (Druckereien, Papierfabriken, Verpackungsherstellern usw.) verlangen wir, daß sie sowohl beim Herstellungsprozeß selbst als auch beim Einsatz der zur Verwendung kommenden Materialien ökologische Gesichtspunkte berücksichtigen.

Das für dieses Buch verwendete Papier ist aus chlorfrei bzw. chlorarm hergestelltem Zellstoff gefertigt und im ph-Wert neutral.

Druck: Mercedesdruck, Berlin
Verarbeitung: Buchbinderei Lüderitz & Bauer, Berlin